JN238144

医薬研究者のための
研究デザインに合わせた統計手法の選び方

ルイ・パストゥール医学研究センター
奥田千恵子 著

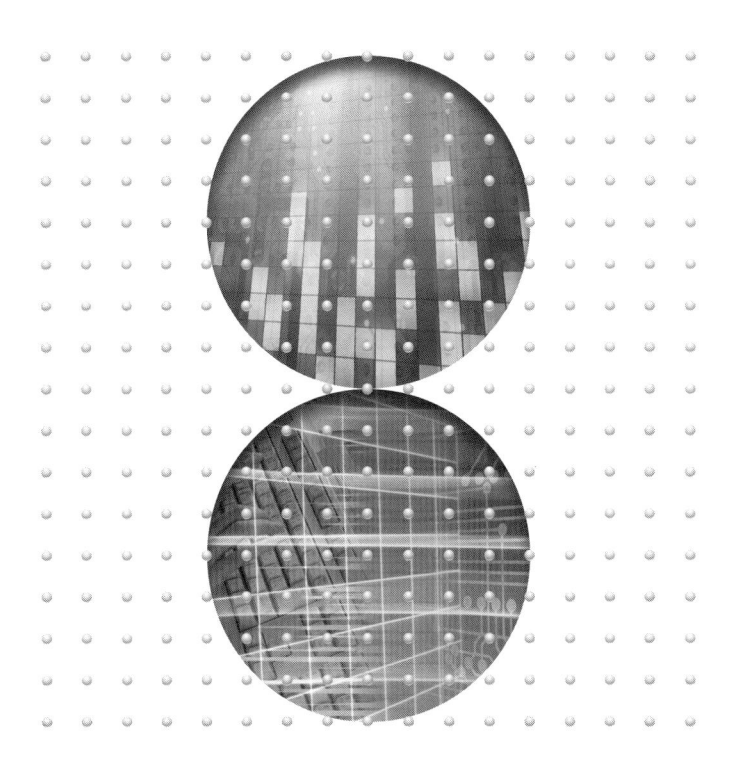

KINPODO

はじめに

　統計学の知識が必要なのは研究をデザインする時，つまり，データをとり終えた後ではなく，研究を実施に移す前です．しかし，時々医薬研究者の方々から受ける相談内容から察すると，学会発表や論文投稿を目指して統計処理を行う段階になって，データの属性や対応の有無，サンプル数不足，群分けの方法，因果関係の求め方，偏りや交絡の処理などの問題にぶつかり，初めて研究デザインの不備に気づかれる方が多いように思われます．

　臨床研究のデザインに関する書籍では，一般に，統計手法の選択に関してあまりページが割かれていません．おそらく，正しくデザインされた研究であれば手法の選択時にそれ程頭を悩ます必要がないからかもしれません．しかし，問題のある研究デザインでデータを集めてしまってから統計手法を選択するという困難な状況に陥る研究者が多い現状を考えれば，研究デザインに合わせた統計手法の選択方法を，もっと系統的に学ぶ必要があるのではないかと感じます．

　本書は，前著，「研究デザイン入門」を，統計手法の選択法に重点を置き換えて大幅に書き改めたものです．1つの研究テーマを見つけてから論文にまとめるまでを具体的に示しつつ，並行して，他の研究デザインを選んだ場合に必要な事項も学べるようにしました．最近の医学雑誌からの具体例を増やし，統計解析におけるデータ入力の手順や検定結果の解釈に関しては，SPSSやJMP，Prismなど，国内でよく用いられている統計ソフトに共通している部分を示すことによって，できるだけ多くの方が，既存の研究から学んだ研究デザインの知識を自分のデータに応用できるように配慮しました．また，最終章では，著者が受けた相談内容などによく見られた，研究デザインや統計手法の誤りとその対処法を示しました．

　本書を出版する機会を与えていただいた医薬研究者の皆様と，金芳堂の村上裕子氏に深謝いたします．

2009年4月

奥田　千恵子

目　　次

はじめに

1. 研究テーマを探す…………………………………………………… 1

2. 研究の型を知る……………………………………………………… 5
    2.1. 研究仮説を作り出す………………………………………… 6
    2.2. 比較の対照を設ける………………………………………… 8
    2.3. 時間の要素の有無…………………………………………… 11
    2.4. 対象の制御…………………………………………………… 16

3. 対象を決める………………………………………………………… 21
    3.1. 選択基準と除外基準を設定する…………………………… 22
    3.2. 対象の募集…………………………………………………… 23
    3.3. 研究デザインに合わせた対象の選び方…………………… 27

4. データの収集方法を考える………………………………………… 35
    4.1. 既存のデータベース………………………………………… 36
    4.2. 質問票による調査…………………………………………… 41

5. パイロットスタディをする………………………………………… 45
    5.1. 偏りのない対象を選ぶ……………………………………… 46
    5.2. 研究計画をまとめる………………………………………… 47
    5.3. 統計解析の準備……………………………………………… 49
    5.4. サンプル数の計算…………………………………………… 49

6. 研究デザインに合った統計手法を選ぶ…………………………… 55
    6.1. １変量解析―記述統計……………………………………… 59

6.1.1. ベースライン特性……………………………………… 59
　　6.1.2. ベースライン特性の記述例…………………………… 60
　6.2. 2変量解析─基本的統計解析……………………………… 63
　　6.2.1. 関連性を探る…………………………………………… 63
　　　A. 相関分析の手法……………………………………… 64
　　6.2.2. 因果関係を探る………………………………………… 65
　　　B. 回帰分析および関連の手法………………………… 66
　　6.2.3. 群間での測定値の比較………………………………… 66
　　　C. 群間比較に用いられる手法………………………… 67
　　6.2.4. アウトカムの比率の比較……………………………… 67
　　　D. アウトカムの比率を比較する手法………………… 69
　　6.2.5. アウトカムが起きるまでの時間の比較……………… 69
　　　E. 生存分析の手法……………………………………… 70
　　6.2.6. 診断法の有用性の評価………………………………… 70
　　　F. 検査法の有用性を評価する手法…………………… 72

◆2変量解析のためのデータのとり方と結果の解釈……………… 73
　A. 相関分析の手法…………………………………………… 74
　　（1）ピアソンの相関……………………………………… 74
　　（2）ノンパラメトリックな相関………………………… 74
　B. 回帰分析および関連の手法……………………………… 76
　　（3）線形回帰……………………………………………… 76
　　（4）非線形回帰…………………………………………… 77
　　（5）ロジスティック回帰………………………………… 78
　　（6）傾向性のχ^2検定……………………………………… 81
　C. 群間比較に用いられる手法……………………………… 83
　　（7-a）対応のない t 検定………………………………… 83
　　（7-b）対応のある t 検定………………………………… 83
　　（8-a）マン・ホイットニーの検定……………………… 86
　　（8-b）ウィルコクソンの符号付き順位検定…………… 86
　　（9-a）分散分析…………………………………………… 86

　　　　（9 − b）反復測定分散分析……………………………………89
　　　　（10 − a）クラスカル・ウォリスの検定 ………………………92
　　　　（10 − b）フリードマンの検定…………………………………92
　　　　（11 − a）χ^2 検定………………………………………………93
　　　　（11 − b）マクニマーの検定…………………………………94
　　D. アウトカムの比率を比較する手法……………………………95
　　　　（12）比率の区間推定……………………………………………95
　　E. 生存分析の手法……………………………………………………99
　　　　（13）カプラン・マイヤー生存曲線による生存分析……………99
　　F. 検査法の有用性を評価する手法………………………………101
　　　　（14）感度と特異度の算出………………………………………101
　　　　（15）ROCによるカットオフ値の算出…………………………102

　6.3. 多変量解析―交絡因子の調整……………………………………104
　　　6.3.1. 臨床研究でよく用いられる多変量解析法………………104

　◆多変量解析のためのデータのとり方と結果の解釈………………105
　　A. 共分散分析…………………………………………………………106
　　B. 重回帰分析…………………………………………………………107
　　C. マンテル・ヘンツェルの検定……………………………………108
　　D. 多重ロジスティック回帰…………………………………………109
　　E. コックス比例ハザード回帰………………………………………111

　　　6.3.2. 多変量解析の使用例………………………………………112

7. 研究デザインを見直す…………………………………………………115
　7.1. サンプル数不足……………………………………………………116
　7.2. 2群間比較の落とし穴……………………………………………119
　7.3. データの属性の見直し……………………………………………120
　7.4. ベースライン値の個人差の扱い…………………………………122
　7.5. 同等性の検定………………………………………………………123
　7.6. 多重性の問題………………………………………………………123

7.7. 用量反応関係はトレンド検定で………………………………124
7.8. 経時的変化の扱い………………………………………………125

参考文献……………………………………………………………127

索　引………………………………………………………………128

1 研究テーマを探す

　研究をしてみたい．学会発表までこぎつけて，何とか学会誌にも投稿したい．可能なら一流誌に……．とは言っても，自然科学系の研究は設備が整った大学や企業の研究室でしかできない．今の職場で研究なんて，と諦めるのは早すぎます．研究テーマはどこにでも転がっています．大学の図書館まで出向かなくても，インターネットを利用すれば文献検索や論文の入手は驚くほど簡単にできます．

　一昔前なら研究に適した環境とは言えなかった職場で働く臨床医のAさんと共に研究を始めてみませんか？

海辺の病院にて

> 　とある海辺の病院に赴任して2年余り．Aさんは1週間前におこなったS地区の住民健康診断の報告書を整理しながら，ふと，この地域は高脂血症が少ないな，と感じました．そういえば都心の病院にいた頃と比べると外来を受診する患者には冠動脈疾患は少ないような気がする．このあたりは漁業を営んでいる住民が多いから食生活が関係あるのかもしれない……．

　大学などでは指導的研究者の下，個々の研究者は特定の研究テーマのいろいろな側面を分担して行うので，最初から研究目的がはっきりしていることが多いのですが，普段は研究以外の仕事に携わっているAさんのような立場で思いつく研究テーマは，最初は漠然とした考えや印象から始まることが多いと思います．自由な発想ができる

反面，確たる証拠もない段階から都合のよい理論を組み立ててしまいがちです．現在，Aさんが S 地区の住民健診や日頃の診療を通じて得ているのは

・魚の摂取量が多そうだ
・高脂血症が少なそうだ
・冠動脈疾患が少なそうだ

といった個別の印象ですが，頭の中では，既に，

・S 地区では魚の摂取量が多い

その結果，

・高脂血症が少ない

その結果，

・冠動脈疾患が少ない

という 2 段構えの因果関係が想定されています．

検索サイトは研究の入り口

　大学病院を離れて以来，A さんはすっかり研究から遠ざかっていたので，ふと浮かんだ考えは，しばらくの間，漠然とした印象のままでとどまっていました．

　いつものように，仕事を終えるとコンピュータの前に腰を下ろし，メールをチェックするついでに文献検索のホームページ[注]を開きました．最近はオンライン化されている雑誌が増え，抄録はもちろんのこと，いくつかの雑誌は全文を無料でダウンロードすることもできます．図書館に簡単に行けなくなったにもかかわらず，最新の情報に手軽にアクセスできるようになったのがうれしくて，気になることがあるとすぐにあちこちの雑誌を拾い読みするのが A さんの日課になっています．

　今日は思いつくままに「高脂血症」や「冠動脈疾患」，「脂肪摂取」，「魚」などのキーワードを並べてみると相当数の文献がヒットしました．キーワードを変えて徹底的に検索すればまだいろいろ面白そうな論文がありそうですが，とりあえ

脚注：www.ncbi.nlm.nih.gov（MEDLINE の無料検索サイト），highwire.stanford.edu（オンライン化されている雑誌の無料検索サイト），www.jamas.gr.jp（医学中央雑誌の有料検索サイト）などがある．

ず目についたものを数編プリントアウトしておきました．

　頭の中に何か考えが浮かんだら，まず，それが研究に値するテーマとなりうるかどうか，もしそうなら誰かが既に報告しているのではないかということを確認しておく必要があります．もちろん，誰も手をつけていない研究テーマなどというものはほとんどありませんが，完全に解明し尽くされたテーマもないのです．今は自分の頭の中だけにあって形を成していない研究が，将来その一翼を占めるかもしれない分野の文献に一通り目を通して最新情報を入手しておきましょう．

印象から仮説へ

　仕事の合間に目を通した論文に刺激され，Aさんはそれらの論文の参考論文を引き出したり，キーワードを変えたりして検索をくりかえし，集めた論文を読むことに数日間を費やしました．

　研究対象者から魚の摂取量を聞き取り調査したり，カプセルに詰めた魚油やその成分のn-3系脂肪酸[注]を投与したりして，血清脂質との関係を調べた報告がかなりありましたが，魚食が高脂血症の予防や治療効果を持つことをはっきり示した研究は思ったほど多くはありませんでした．魚油を短期間投与した研究では用量により結果が異なっていますし，長年にわたる魚食の，トリグリセリド（中性脂肪）や総コレステロール，LDLコレステロール，HDLコレステロールなど個々のデータへの影響も一致していないようです．

　冠動脈疾患の発生確率に関して，直接，魚の摂取量との因果関係を調べた研究では，血清脂質以外の機序が関係する可能性を示唆したものや，因果関係を否定するものさえあります．

　文献情報と一口に言っても，十数年間かけて行われた研究や，さまざまな施設の研究者が参加した大規模な研究，被験者に肉体的，あるいは精神的負担がかかる研究など，かなり信頼度の高い情報と思われるものがある一方で，怪しげなものや結果が一

脚注：多価不飽和脂肪酸にはリノール酸（n-6）系とα-リノレン酸（n-3）系があり，魚油には後者に属するエイコサペンタエン酸（EPA）やドコサヘキサエン酸（DHA）などが多く含まれている．

致していないものもあり玉石混交です．Aさんの頭の中にある，

　魚の摂取量が多い　→　高脂血症が少ない　→　冠動脈疾患が少ない

という因果関係の確定的な証明がなされているわけではなさそうです．

自分の強みを生かす

> 　世界的に見て魚を日常的に摂取するという食習慣をもつ地域が限定されていることも研究が十分進んでいない原因の１つのように思われます．この分野の研究は1970年代のグリーンランドのイヌイットの疫学調査がきっかけとされていますが，最近はイヌイットのライフスタイルが西洋化したために若年層では魚の摂取量が減少しつつあることが危惧されています．日本も同様の傾向があるとはいえ，漁港が近いこの地域のスーパーマーケットではいつでも新鮮な魚が手に入るため全国平均よりは多くの魚が消費されていそうです．僕は今，案外いい研究環境にいるのかもしれない，とAさんは少し夢が膨らむのを感じました．

　体制が整っていないAさんの研究環境は，常識的に考えれば不利ですが，一方，世界全体からみればユニークな食習慣を持つ地域の住民の健康管理をしているという立場は他の研究者にはない利点です．同じ時間とエネルギーをかけるなら，できるだけ自分の強みが生かせる研究を考えてみましょう．

第1章のまとめ

　研究テーマは自由な発想から生まれる．ただの思いつきに終わらせないために，まず，インターネットの文献検索サイトなどを利用して最新情報を手に入れよう．しかし，簡単に情報が手に入るようになった現在でも，自分でオリジナリティのある情報を発信するのはそれほど容易ではない．まず自分に何か強みがないか探してみよう．

2 研究の型を知る

夢と現実の狭間で

　Aさんは現在のところ，S地区住民の「魚の摂取量」や「高脂血症」，「冠動脈疾患」に関するデータは何も持っていません．実際にS地区全体でこれらのデータを集めるのはそれほど簡単なことではありません．魚の摂取量の調査というのは一体どうやったらよいのか，果たして住民が協力してくれるのか，調査費用はどの程度かかり，それを自分で捻出しなければならないのか，それとも病院で負担してもらえるのか．何から何まで経験のないことばかりです．まず院長や事務長に話を通さなければならない……．Aさんは手強い現実に思い至りちょっと気持がひるむのを感じました．

　文献から情報を得ることと，自分が情報を作り出すことの間には大きな隔たりがあります．単なる印象や思いつきをそのまま研究仮説として，いきなり大規模な研究を計画しても，研究資金を集めたり同僚や被験者の協力を得るのはむずかしいでしょう．
　本章では，Aさんが最初の一歩を踏み出すためには何から始めればよいのか考えてみましょう．

2.1. 研究仮説を作り出す

┃探索的研究 vs 検証的研究┃

　実行可能な研究をデザインするための最初のステップは，研究仮説を作り出すことです．今，Aさんの頭の中では，「魚の摂取量が多いほど，高脂血症になりにくい」という因果関係が想定されていますが，これは研究仮説というよりは，個人的な印象，主観的な考えに過ぎません．しかし，住民健診を受けた住人の中から何人か選んで食習慣を聞き取ったり，外来患者に魚食をすすめて血清脂質の値が改善するかどうかを確認すれば，ある程度の客観性を持った研究仮説となるでしょう．あるいは，このような小規模な研究をしてみると，最初に抱いた印象とは異なる結果が得られるかもしれません．また，試行錯誤しながら行うので，結果が蓄積するにつれて最初に立てた研究仮説は少しずつ修正されていきます．このような研究を 探索的研究（exploratory study）と呼びます．

　探索的研究を積み重ねて最終的な研究仮説が決まったら，仮説の統計学的な証明をしなければなりません．それには規模を拡大した 検証的研究（confirmatory study）を行う必要があります．検証的研究では，探索的研究の過程で顕在化したさまざまな問題点を踏まえて，事前にしっかりとした計画を立て，できるだけ途中で変更を加えずに研究を進めなければなりません．

統計解析を行わない研究

　探索的研究段階の少数のデータであっても，稀な疾患や新しい治療法の試行などの有用な情報を提供すると見なされる場合には，症例報告（case report）（論文①）や，症例集積研究（case series study）（論文②）などの，統計解析を行わない 記述的研究（descriptive study）としてまとめることができます．

論文①　稀な疾患の症例報告

From this case study and others, we may conclude that apo E3 Δ 149Leu causes a lipid-storage disease characterized by splenomegaly, splenic infiltration with foamy and sea-blue histiocytes, and hypertriglyceridemia that may be unmasked following splenectomy.

2.1. 研究仮説を作り出す

The disorder seems responsive to diet, lifestyle, and pharmacologic intervention. ……

(Clin Chem 2008, 54: 606)

本症例，および他症例より，アポ E3△149Leu は巨脾腫症，泡沫状青藍組織球による脾臓浸潤，脾摘出後に表れる高トリグリセリド血症を特徴とする脂肪蓄積症を引き起こすと考えられる．この障害は食事やライフスタイル，薬物療法に反応するようである．

アポ蛋白[注] E3 の変異によると思われる稀な疾患を持つ 1 人の患者の組織染色や DNA 塩基配列データから，アポ蛋白 A－Ⅰやアポ蛋白 B と比べて未だによくわかっていないアポ蛋白 E3 の役割を考察している．

論文② 薬剤による稀な有害作用の症例集積研究

Aim: To assess the possible connection of statin usage to severe irritability.
Design: Case series.
Methods: Six patients referred or self-referred with irritability and short temper on statin cholesterol-lowering drugs completed a survey providing information on character of behavioural effect, time-course of onset and recovery, and factors relevant to drug adverse effect causality.

(Q J Med 2004, 97: 229)

目的：スタチン使用と重度のいらだちとの関係を評価する．
デザイン：症例集積（研究）
方法：スタチンコレステロール低下薬使用後にいらだちや短気を起こしたと紹介があった，あるいは自ら訴えた 6 人の患者の行動の特徴，始まりと回復の時間経過，および薬剤の有害作用との因果関係のある因子について調査を行った．

脚注：コレステロールやトリグリセリドは血中で LDL や HDL というリポ蛋白粒子として存在しているが，それらのリポ蛋白に結合している蛋白質はアポ蛋白と呼ばれている．各種リポ蛋白でその種類や量が異なっており，アポ蛋白 A－Ⅰは主に HDL に，アポ蛋白 B は LDL に存在している．

スタチン注を服用した後，類似の行動パターンを示した少数の患者の問診データから，この薬剤による稀な有害作用の可能性を示唆している．

2.2. 比較の対照を設ける

▌記述的研究 vs 分析的研究▐

　探索的研究を記述的研究として発表する時に気をつけなければならないことは，時には誤った情報を世の中に送り出してしまうことも少なくないということです．巷にあふれる民間療法や健康食品，健康器具などの広告の多くが，科学的に見て信用できないのは何故でしょうか？　何と比較して，どのくらい効果があるのかが全く示されていないことが多いからです．広告主やそれを読む一般の人々の意識の中では，従来から行われている治療法や，治療しなかったらどうなるかといった常識と比較されていることが多いのですが，時には単なる自然治癒だったり，ごく一部の人にしか効果がなかったり，独断的で，科学的な根拠に乏しいのが現状です．

　上述の症例報告や症例集積研究などの記述的研究には，誇大広告のキャッチフレーズと同様，比較する対照（control）がありません．そのためエビデンスが弱い研究デザインとみなされるのですが，一方では，他に先駆けて行った独創的な（独断的ではない）研究が科学や医学の進歩に貢献する重要な知見を含んでいることもありますので，注意深く情報を発信しなければなりません．

外部対照を用いた調査研究

　特定の地域やグループの有病率などを調査した研究の中には，他の研究者によって，異なる時期や別の状況で得られたデータを対照として用いているものがあります．これを外部対照（external control），あるいは歴史的対照（historical control）と呼びます．以下に示す論文③のような研究は，統計解析が行われていても，症例報告や症例集積研究と同様，記述的研究に分類されます．

脚注：肝臓におけるコレステロール合成の律速酵素である HMG-CoA 還元酵素を拮抗的に阻害し，コレステロール合成を抑制する薬剤．

2.2. 比較の対照を設ける

論文③ 少数民族の栄養調査

Background: The Fulani of northern Nigeria are seminomadic pastoralists who consume a diet rich in saturated fats, do not use tobacco, are lean, and have an active lifestyle. Little is known about their serum lipid profiles and corresponding risk of cardiovascular disease.……

Design: Blood samples from 42 men (18-64 y old) and 79 women (15-77 y old) living in the Jos Plateau of Nigeria were analyzed for cholesterol (total, HDL, and LDL), triacylglycerol, homocysteine, folate, and vitamin B-12 serum concentrations.……

(Am J Clin Nutr 2001, 74: 730)

背景：ナイジェリア北部のフラニ族は飽和脂肪の豊富な食事をし，たばこは吸わない半遊牧農民で，痩せていて，運動量の多いライフスタイルを持つ．彼らの血清脂質プロフィルや心血管系の危険因子に関してはほとんど知られていない．……

デザイン：ナイジェリアのジョス高原に住む 42 人の男性（18－64歳）および 79 人の女性（15－77歳）の血液サンプルから血清コレステロール（総，HDL，および LDL），トリグリセリド，ホモシステイン，葉酸，およびビタミン B_{12} 濃度を調べた．

フラニ族が乳製品やヤシ油などで調理した飽和脂肪酸の多い食事を摂取しているにもかかわらず，血清脂質のプロフィルから見て心血管系へのリスクが少ない原因を探る調査研究．食事内容は食物頻度調査票を用いて聞き取り調査し，血液データはアメリカの基準値（外部対照）と比較している．

内部対照のある調査研究

対照とは，通常は，同一の研究者によって同時に研究に組み込まれ，観察される内部対照（internal control）を指します．内部対照を設けて統計学的解析を行った研究は，記述的研究に対して 分析的研究（analytical study）と呼ばれます．

何らかの特徴を持っている，あるいは，何らかの因子に曝された群と，そのような特徴や暴露がない対照群（内部対照）との間で 2 群間の比較を行うというのが分析的

研究の基本型ですが，3群以上の間で比較したり，以下の論文のように，研究目的とする因子の量や程度により用量反応関係を求めるデザインにすることもできます．最低用量群を対照群とするのが一般的です．

論文④　用量反応関係

> **Objectives:** To examine the relation between selfreported eating frequency and serum lipid concentrations in a free living population.
> **Design:** Cross sectional population based study.
> ……
> **Conclusions:** Concentrations of total cholesterol and low density lipoprotein cholesterol are negatively and consistently associated with frequency of eating in a general population. ……
>
> (BMJ 2001, 323: 1286)
>
> **目的**：自由に生活している集団において，自己申告による食事回数と血清脂質濃度の関係を調査する
> **デザイン**：集団ベースの横断的研究
> ……
> **結論**：一般集団において，総コレステロールおよび低比重リポ蛋白コレステロールと食事回数との間に一貫して負の関係があった．……

聞き取り調査した1日の食事回数を5段階のカテゴリに分け，血清脂質濃度や血圧，身体計測値などとの関係を調べている．

2.3. 時間の要素の有無

▍横断的研究 vs 縦断的研究 ▍

　分析的研究の多くは因果関係（cause–and–effect relationship），すなわち，特定の疾患や状態の原因と思われる因子を探るものです．このような研究では原因にあたる因子を予測因子（predictor），結果を表す因子をアウトカム（outcome）と呼びます．エンドポイント（endpoint）もアウトカムとほぼ同義で用いられます．生存／死亡，疾患の発症や悪化，再発などを指標とすることが多いのですが，論文④のように，検査値をアウトカムとして用いることもあります．

　因果関係という場合，原因が先にあり，結果が後で起こるという順序でなければなりませんが，論文④では予測因子とアウトカムを同一の時点で評価しています．このような研究を横断的研究（cross–sectional study）と呼びます．常識的には長年の食事習慣（原因）が血清コレステロール値（結果）に影響したと考えられますが，このような時間の要素のない研究では2つの変数の関連性（association）を示すことはできても，因果関係を強く主張することができません（図 2.1）．

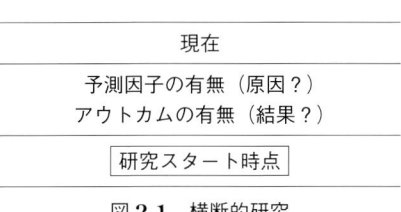

```
              現在
     ─────────────────────
     予測因子の有無（原因？）
     アウトカムの有無（結果？）
     ┌─────────────┐
     │ 研究スタート時点 │
     └─────────────┘
```

図 2.1　横断的研究

診断法の評価

　検査値や有病率などを群間比較したり用量反応関係を求めたりする研究の他に，疾患の診断法が臨床的に有用か否かを評価する研究も横断的研究に含められます．同じ患者に既存の診断法（ゴールドスタンダード）と新しい診断法の両方を適用し，前者と比較して後者が疾患をどの程度正しく診断できるかを評価します．

2. 研究の型を知る

論文⑤ 簡易検査の有用性の評価

Traditionally, ruling out myocardial infarction is accomplished by combining serial measurements of cardiac enzymes (creatine kinase, aspartate transaminase, and lactate dehydrogenase) with serial electrocardiograms. …… We aimed to assess the clinical efficacy and accuracy of an emergency department based six hour rule-out protocol for myocardial infarction.

(BMJ 2001, 323: 372)

伝統的に，心筋梗塞の判定は心筋の酵素（クレアチンキナーゼ，アスパラギン酸トランスアミナーゼ，乳酸デヒドロゲナーゼ）と心電図の連続測定を組み合わせて行われている．……我々は救急部において行われている心筋梗塞の6時間判定プロトコールの臨床的効力と精度の評価を行った．

既存の心筋梗塞の判定法が最低でも24時間の入院を要するので，救急部門では6時間の簡易判定法が行われており，その有用性を確かめた研究．

後向き研究 vs 前向き研究

因果関係を証明するには順序をはっきりさせられるように，時間の要素を含んだ研究，すなわち縦断的研究（longitudinal study）を行う必要があります．研究のスタート時点からみて後向きのものと前向きのものがあります．

後向き研究はバイアスに注意

後向き研究（retrospective study）は研究をスタートさせた時点でアウトカム，す

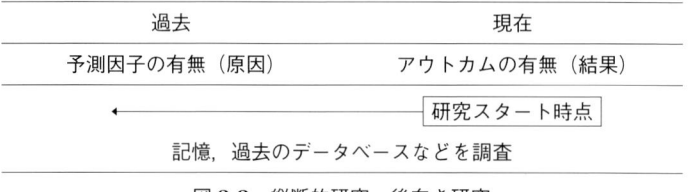

過去	現在
予測因子の有無（原因）	アウトカムの有無（結果）
←────────────	研究スタート時点
記憶，過去のデータベースなどを調査	

図 2.2 縦断的研究―後向き研究

なわち「結果」を先に手に入れてから，過去にさかのぼってその「原因」を探るデザインです（図 **2.2**）．

前向き研究に比べて時間や費用がかからないという利点がありますが，さまざまなバイアスが入り込む危険があり，どうしても前向き研究に比べてエビデンスが弱くなるので研究の各段階で細心の注意が必要です．

特に問題になるのが，研究者にとって都合のよい対象を選んでしまう選択バイアス（selection bias）です．「原因」の調査を被験者の申告に頼っている研究では，その情報を評価する際にバイアスが入る可能性があります．アウトカムが起こっている人の方が質問に対して真剣に考えるのでよく思い出す想起バイアス（recall bias）や，その内容を報告すべきだと考える確率が高くなる報告バイアス（reporting bias）が知られています．また，アウトカムの有無により質問者の対象に対する態度が変わり，引き出された答が偏ってしまう面接バイアス（interviewer bias）にも注意しなければなりません．

ケース・コントロール研究

後向き研究の代表的なデザインは ケース・コントロール研究（case – control study）です．疾患などのアウトカムが研究のスタート時に既に起きている患者，ケース（case）と，他の条件ができるだけ似通っているがそのようなアウトカムが起きていない対照，コントロール（control）を選び出し，その「原因」になっていると思われる予測因子を探ります．

論文⑥ 食事と疾患の関係を調べたケース・コントロール研究

Objective: We conducted a case-control study to examine the association of dietary fat with ischemic heart disease (IHD) incidence in Korean men.

Design: The case group consisted of 108 patients with electrocardiogram-confirmed myocardial infarction or angiographically confirmed (50% stenosis) IHD who were admitted to a university teaching hospital in Seoul, Republic of Korea. The controls were 142 age-matched patients admitted to the departments of ophthalmology and orthopedic surgery at the same hospital. Dietary fat intake was assessed by a nutritionist using a semiquantitative food-frequency questionnaire.……

(Am J Clin Nutr 2001, 73: 722)

目的：韓国人男性の食事に含まれる脂質と虚血性心疾患の有病率の関係を調べるためにケース・コントロール研究を行った．
デザイン：ケースは大韓民国，ソウルの大学病院に入院し心電図により心筋梗塞と確定，あるいは血管造影（50％以上の狭窄）により虚血性心疾患と確定した108人の患者である．コントロールは同じ病院の眼科および整形外科に入院している年齢をマッチさせた142人の患者である．食事中の脂肪摂取量は栄養士が半定量的食物頻度調査票を用いて算出した．……

　既に虚血性心疾患を発症した患者をケースとし，同じ病院の入院患者の中からコントロールを選び，韓国の日常的な料理，83品目のリストを作り，一ヵ月に何回食べるか，という質問をすることによって9段階に分け，脂肪の摂取量を算出している．ケースの方が脂肪摂取量が多いことから，このような食事内容が虚血性心疾患の原因の1つであると結論している．

その他の後向き研究のデザイン

　後向き研究のデザインにはケース・コントロール研究以外にもさまざまなものがあります．特定のコホート（cohort）注において，過去に何らかの目的で作成されたデータベースが存在する場合は，コホート全体を対象として，**後向きコホート研究（retrospective cohort study）** というデザインにすることができます．先に「結果」が得られているという点はケース・コントロール研究と同じですが，「原因」にあたる因子を，被験者からの聞き取り調査ではなく，データベースから得るため想起バイアスや報告バイアスが避けられます．

　コホート内ケース・コントロール研究（nested case-control study） とは，特定のコホート研究の内部に入れ子（nested）になったケース・コントロール研究です．大規模なコホート研究ではベースライン時や追跡調査時にさまざまな疾患の発症がとらえられ，血清などの検体が保存されています．そのコホートの中で，研究目的とする

脚注：ある一定期間に共通の特徴，経験，暴露要因などを共有する個人の集まり．

疾患などの「結果」が起こった人全員をケースとし，同じコホート内から，そのような「結果」が起きていない，他の条件が似た人を選んで対照とし，元の研究で得られたデータの一部を利用して行われる小規模な研究です．

前向き研究

後向き研究に対して，スタート時点ではまだ「結果」が得られていない研究を 前向き研究 (prospective study) と呼びます（図 **2.3**）．その代表的なデザインが 前向きコホート研究 (prospective cohort study) です．前向き研究の強みは，後向きの研究で問題とされる選択バイアスや想起バイアスなどの入る余地がないことです．一方，欠点は「結果」が起こるまで研究が終わらないこと，つまり追跡期間が長いことです．長期間，大規模な研究体制をとらなければならないことが多いので費用もかかります．以下の研究（論文⑦）では，4000 人近くの被験者を 10 年近く追跡していますが，もっと稀な疾患の場合はこれらの数字はさらに大きくなります．

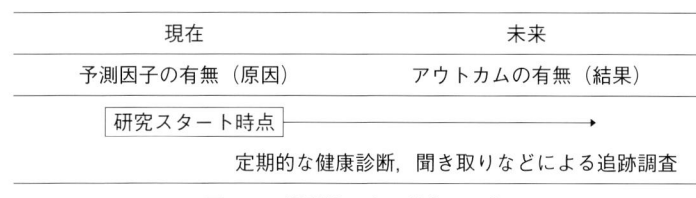

現在	未来
予測因子の有無（原因）	アウトカムの有無（結果）
研究スタート時点 →	定期的な健康診断，聞き取りなどによる追跡調査

図 **2.3** 縦断的研究—前向き研究

論文⑦ 食事と疾患の関係を調べた前向きコホート研究

In a population-based prospective cohort study, usual fish consumption was ascertained at baseline among 3910 adults aged ≧ 65 years and free of known cardiovascular disease in 1989 and 1990. …… Over 9.3 years'mean follow-up, there were 247 ischemic heart disease (IHD) deaths (including 148 arrhythmic deaths) and 363 incident nonfatal myocardial infarctions (MIs).

(Circulation 2003, 107: 1372)

一般人口に基づく前向きコホート研究において，1989 年および 1990 年に 65 歳以

> 上で心血管疾患がない3910人の成人に，ベースライン時に日常的な魚の摂取量を確認した．……平均9.3年間の追跡期間中，247人の虚血性心疾患死（148人の不整脈死を含む）と363例の非致死的な心筋梗塞があった．

　対象は研究に参加する時点（ベースライン）での健康状態や既往症，心血管の予測因子などに関して質問され健康診断を受けると同時に，魚の摂取量（原因）を聞き取り調査されている．その後追跡調査を続けることにより，虚血性心疾患の発症やそれによる死亡（結果）というアウトカムをとらえている．

2.4. 対象の制御
観察研究 vs 実験研究（介入研究）

　研究対象に加わった因子が研究者によりどの程度制御されているかということは研究の信頼性を左右する重要なポイントです．例えば，「週に何回魚を食べますか」と聞かれて正確に答えられるものでしょうか．被験者の中には記憶力の低下した人や，面倒になって適当に答えてしまう人もありそうです．研究目的とする疾患の「原因」と考えられる魚の摂取を完全に被験者まかせにし，摂取状況に関するデータを被験者の記憶と申告に頼っている以上，もっともらしい因果関係が見出されたとしてもエビデンスとしては疑問符がついてしまいます．

　これまで見てきた横断的研究（論文④，⑤）やケース・コントロール研究（論文⑥），前向きコホート研究（論文⑦）ではいずれも，被験者に対してほとんど制御を加えず，血液検査や身体機能測定，聞き取り調査だけを行っています．このような研究は 観察研究（observation study）と呼ばれます．これに対して，研究者により被験者が制御されている研究が 実験研究（experimental study）です．臨床的な実験研究は 介入研究（intervention study）とも呼ばれます．

動物実験なら

　もし種差が問題にならないならば，性別や週齢がそろった同系統のマウスやラットを同じ環境下で飼育して2群に分け，一方の群には魚油を，もう一方の群には対照として等カロリーの別の油脂を，一定期間，強制的に与えるという実験を行えば，魚油

の摂取量と血清脂質のプロフィルとの因果関係をかなりクリアに示すことができるでしょう．

　人間を対象とした研究の中にもこのような動物実験に近い研究がないわけではありませんが，一般的な医学研究においてはそうはいきません．一方では個人の意志や利益を最大限に尊重しつつ，他方では研究目的以外の要因をできるだけ均一にし，偏りが起こらないようにするという相容れない要求に対して適当な妥協点を見つけなければなりません．

論文⑧　食事と疾患の関係を調べた実験（介入）研究

Objective: The objective was to examine whether dietary fish enhances the effects of weight loss on serum lipids, glucose, and insulin in 69 overweight, treated hypertensive patients.

Design: Overweight patients being treated for hypertension were randomly assigned to either a daily fish meal (3.65g n-3 fatty acids), a weight loss regimen, the 2 regimens combined, or a control group for 16 wk. ……

(Am J Clin Nutr 1999, 70: 817)

目的： 目的は69人の過体重で，高血圧を治療中の患者において，体重減少が血清中の脂肪，グルコース，およびインスリンに及ぼす効果が魚食によって高まるかどうかを調べることである．

デザイン： 高血圧を治療中の過体重の患者を16週間毎日，魚（3.65ｇ n-3脂肪酸）を含む食事，体重減少食，2つの食事法の組み合わせ，および対照群のいずれかにランダムに割り付けた．……

　新聞広告によって集められたボランティアを被験者として群分けし，前もって成分分析をした魚料理を1日1食無料で提供している．被験者は毎日の食事やアルコール摂取，運動，薬物使用などの記録を提出しなければならず，定期的に専門家が面接する．16週間にわたる食事療法後に高血糖や高脂血症の改善効果を調べている．

実行可能な研究デザインを求めて

　Aさんは集めた論文をデザイン別に分類しながら，現在の自分の立場で研究に当てられる時間や費用，利用可能な臨床データ，期待できる同僚の協力などを考慮して，どのようなデザインの研究を行えばよいかを考えてみました．

　「魚の摂取量と血清脂質の関係」を調べる研究を行うとすると……，論文③のような記述的研究として発表できるほど珍しい食習慣ではないし，論文⑧のような介入研究は忙しい臨床の合間に行うには荷が重すぎる．観察研究の場合はいずれのデザインも魚の摂取量の調査を行う必要がある．

　まず手始めに最近の魚の摂取量のアンケート調査をして，今年の健診データを使って血清脂質プロフィルとの関係を調べるというのはどうだろう．横断的研究ということになるが，食習慣は短期間ではそんなに変わらないから，たぶんこれまでの魚の摂取量と現在の血清脂質との関係が求まるだろう．因果関係がありそうなら，来年の健診時からは同時に食生活の聞き取り調査を行い，今後，数年間の前向き研究としてまとめることができるかもしれない……．

第2章のまとめ

医学研究をデザインにより分類すると……

A．記述的研究（主として探索的研究として行われる，内部対照がない）
　　　　例）症例報告，症例集積研究，特定地域の健康調査など
B．分析的研究（主として検証的研究として行われる，内部対照がある）
　a．観察研究（対象を制御せず，聞き取り調査や健康診断のみを行う）
　　(1)横断的研究（時間の要素がない）
　　　　例）有病率や検査値の群間比較，診断法の有用性の検定など
　　(2)縦断的研究（時間の要素がある）
　　　　後向き研究（スタート時点で「結果」が得られている）
　　　　　　例）ケース・コントロール研究，後向きコホート研究，
　　　　　　　　コホート内ケース・コントロール研究など
　　　　前向き研究（スタート時点で「結果」が得られていない）
　　　　　　例）前向きコホート研究など
　b．実験研究（対象を制御し，薬剤の投与や処置などの介入を行う）
　　　　例）動物実験，介入研究（臨床的な実験研究）など

　研究デザインの特徴を理解し，自分の研究仮説を検証でき，かつ実現可能な研究計画を立てよう．

3 対象を決める

偏った集団

　Aさんは一覧表になった今年の住民健診のデータをあらためてじっくりと眺めてみました．受診者の中には顔見知りの患者も何人かいます．
　あれ，この人には高脂血症の治療薬を処方していたんじゃなかったかな．コレステロール値が低いのはそのせいだ．他にも血清脂質データに影響を与えるような疾患を持つ人や薬剤投与を受けている人がいるかもしれない….
　もう1つAさんが気になったことは，受診者の男女比や年齢層がS地区の住民全体のものとはかなり異なっていることです．企業労働者は職場健診があるので来ませんし，健診が行われる時間帯に仕事を離れられない自営業者もいるので，住民健診はどうしても働き盛りの男性受診者は少なく，女性や高齢者が中心となりがちです．S地区の住民健診は40歳以上を対象にしているのですが受診者の年齢分布はかなり高齢側に偏っています．また男女比は約2：3です．
　やれやれ，健診データの扱い方というのは案外むずかしいのかもしれないな．

　Aさんが計画しているのはS地区における魚の摂取量と血清脂質プロフィルの関係を調べるという観察研究ですが，最終的に引き出したい結論は，「魚の摂取量が多いほど，高脂血症になりにくい」という，人類全体に当てはめることができる因果関係です．理想的には，研究対象は人類全体を母集団（population）として，ランダムに選ばれた標本（sample）でなければなりません．しかし，人類全体から見れば日本人は

偏った集団ですし，日本人全体から見ればS地区住民という集団はさらにさまざまな偏りを含んでいます．

本章では，医学研究における対象をどのように集めるか，また対象の偏りをどう扱えばよいかを考えます．

3.1. 選択基準と除外基準を設定する

元々，特定の研究から引き出された結論はその研究の対象と同じ特徴を持つ一部の人々にしか当てはまらないものです．しかし，研究者も論文の読者も，医学的あるいは常識的に考えて，得られた結論を一般化しようとします．どの程度一般化できるかを判断する材料として提供されるのが，選択基準（inclusion criteria, eligibility criteria）と除外基準（exclusion criteria）です．これらの基準に照らして，その研究から引き出された結論が正しく見えることを外部妥当性（external validity）があるといいます．

対象の性別や年齢を限定するという程度から，疾患の重症度や遺伝的要因，生活環境などにいたるまで条件をつけるといった，さまざまなレベルの基準が考えられます．選択基準や除外基準を厳しく設定すれば，すなわち，できるだけ似た対象を集めれば，研究結果を当てはめることができる範囲が狭まりますが，研究目的とする効果を統計学的に検出するパワーが強まります．逆に，基準を甘くすれば研究結果の一般化はしやすくなりますが，統計学的な有意差が出にくくなるので程よいバランスを考えなければなりません．

さらに，研究者は基準をクリアした候補者の中から，少々迷惑な要求も聞きいれて研究に協力してくれそうな，あるいは，目指す結果が出そうな都合のよい対象だけを選びたいという欲求と戦わなければなりません．そのため，選択基準と除外基準は研究を始める前に厳密に決めておき，基準に合った患者は選り好みせずに，原則的に全員研究に組み入れなければなりません．このような対象の偏りを避ける努力をした上で，統計学的に引き出された推論が正しく見えることを内部妥当性（internal validity）があるといいます．

3.2. 対象の募集

大きな母集団

　大規模なコホート研究の中には，地域住民や社会集団全体といった大きな母集団から選ばれた標本，一般集団サンプル（population-based sample）を調査したものがあります．このような研究では，偏りのない対象を選ぶためにランダム抽出（random sampling）が行われています（**表3.1**）．ランダム化が正しく行われていれば，統計解析により得られた結論は母集団全体に当てはまります．十分大きく一般的な母集団であれば，その研究から得られた結論は人類全体に当てはまる真実に近いといえます．

論文⑨　一般集団からのランダム抽出サンプル

> …… 5201 men and women aged ≧ 65 years were randomly selected and enrolled from Medicare eligibility lists, in 4 US communities in 1989 and 1990; …… We excluded 1216 participants with known cardiovascular disease at baseline and 75 participants with incomplete data on fish consumption, which resulted in 3910 participants being included in the present analysis.
>
> 　　　　　　　　　　　　　　　　　　　　　　　(Circulation 2003, 107: 1372)
>
> …… 1989年および1990年の，アメリカの4つのコミュニティにおけるメディケア[注]の適格者リストから65歳以上の男女，5201人をランダムに選び登録した．……1216人がベースライン時に心血管障害があり，75人の魚消費に関するデータが不完全だったため除外した結果，3910人の被験者を本研究に含めた．

　対象はこの研究に先立って行われた一般集団サンプルを対象とした前向きコホート研究で作成されたリストからランダム抽出された後，2つの除外基準を設けて選ばれている．

脚注：アメリカの65歳以上の高齢者や身体障害者などの連邦所管の医療保険制度．

表 3.1 ランダム抽出の方法

1. **単純ランダム抽出（simple random sampling）**
   母集団を構成するそれぞれの要素が等確率で標本として選ばれる．標本数が少ないと，偶然，年齢や性別などに偏りが出てしまう場合がある．
2. **層化抽出（stratification sampling）**
   母集団をあらかじめ性別や年齢階級で層化しておき，各層からランダム抽出する．各層の標本数を母集団の層の大きさに比例させるか否かは研究の目的による．
3. **集落抽出（cluster sampling）**
   要素を個々ではなく，ひとかたまりとして抽出する方法．広い範囲で個人や世帯をランダム抽出すると調査に時間や費用がかかるので，地区や学校単位で抽出しその構成員全体を標本とする．
4. **準ランダム抽出（quasi-random sampling）**
   最初の数字，k をランダムに選び，通し番号をつけた対象を k 番目ごとに選ぶ．次に選ばれる対象が予想できるので偏りの原因になりうる．

自由意志による集団

地域や職場などが限定されている健康診断の受診者は，ある特定の生活環境を共有する小さな母集団の一部と考えることができますが，自由意志で集まった集団であり，母集団全体からランダムに選ばれた標本ではありません．以下の論文では，健診受診者および研究参加者がその地区の同年代人口（母集団）に占める割合を数値で示すことにより，どの程度の偏りがあるかを読者の判断にゆだねています．

論文⑩ 健康診断受診者

Subjects: The 1990's health examination of the Shibata Study covered four agricultural areas-Akadani, Ijimino, Matsuura, and Yonekura-of Shibata city, which is located in the northern part of the Niigata prefecture. Housewives, farmers, and small shop owners 40 years of age or older are considered for the Shibata Study. However, for our study unrelated subjects aged 40 to 80 were considered eligible. On the basis of these eligibility criteria, 2172 subjects (840 men and 1332 women) were invited to participate in this study. They represent 38% of the total population for their age group. Of the 2172 subjects, 1353 (62%) participated in the survey, and apo genotypes could be determined for 1340 subjects However, this analysis was restricted to 1328 subjects after exclusion of 12 subjects, who were receiving pharmacological treatment for hyperlipidemia.

(Arterioscler Thromb Vasc Biol 1997, 17: 3495)

対象：1990年の新発田研究の健康診断は新潟県の北部に位置する新発田市の4つの農村地区－赤谷，五十公野，松浦，および米倉－を含む．新発田研究の対象は40歳以上の主婦，農民および小規模店主であるが，我々の研究は血縁関係のない40－80歳の対象が適格である．この選択基準で2172人（男840人，女1332人）にこの研究に参加するよう呼びかけた．これはこの地区のこの年代の人口の38％にあたる．2172人中1353人（62％）がこの調査に参加し，1340人のアポ遺伝子型を決めることができた．高脂血症の薬物治療を受けていた12人を除いた1328人を解析した．

新発田市の4つの地区の40－80歳の住民人口が母集団であるが，自由意志で健康診断に参加し，さらにアポ遺伝子型を決めることに同意した住民のみが研究対象となっている．

患者の集団

患者を対象とした研究では，特定の疾患を持つ患者全体を母集団として標本抽出を行うということはほとんど不可能です．通常，研究期間内に特定の医療施設に入院あるいは受診した患者など，ごく小規模な集団を対象とし，原則，全数調査です．病院の窓口を通して訪れる患者というのは病院の規模や専門性，評判などを判断材料として自由意志で集まった，かなり偏った集団です．

論文⑪　外来患者

Patients were recruited from the Lipid Clinics at the University of Texas Southwestern Medical Center, Dallas, without restriction to sex or socioeconomic status. …… Inclusion criteria included the following: age 18 to 70 years, plasma triglyceride level between 160 and 600 mg/dL, and LDL-C level ≥130 mg/dL. Exclusion criteria were as follows: use of lipid-lowering drugs or drugs known to affect lipid metabolism within 6 weeks of the study start, antioxidant supplements, warfarin/heparin for the past 4 weeks, liver or renal dysfunction, diabetes, hypothyroidism, infection, cancer, and recent major surgery or illness.

(Arterioscler Thromb Vasc Biol 2001, 21: 2026)

　患者はダラスのテキサス大学サウスウェスタン医学センターのリピッドクリニックから性別や社会経済学的状態は制限せずに募集した．……選択基準以下のとおりである：年齢，18－70歳，血漿トリグリセリド，160から600 mg/dL，LDLコレステロール，130 mg/dL 以上．除外基準は以下のとおりである：研究開始から6週間以内に高脂血症治療薬，または脂質代謝に影響を与えることが知られている薬剤使用，抗酸化作用のあるサプリメント，過去4週間にワルファリン/ヘパリンの使用，肝臓，または腎障害，糖尿病，甲状腺機能障害，感染，癌，および最近の大きな手術や病気．

　大学病院の高脂血症専門外来を受診した患者の中から基準を満たした22人を対象とし，高脂血症治療薬の効果を比較したランダム化クロスオーバー研究（→ p.30）．

　最近はできるだけ広い地域から軽症の患者を募集するためにメディア広告がよく利用されています．応募が自由意志によってなされている以上，対象者は特定の母集団を代表する標本とはいえませんが，病院を訪れた患者よりは偏りの少ない対象を選ぶことができます．

論文⑫　メディア広告の応募者

Mildly hypercholesterolemic but otherwise healthy, non-smoking men aged 20-65 y were recruited from the general community by media advertising. Entry criteria included a serum cholesterol concentration > 6 mmol/L, a triacylglycerol concentration > 1.8 mmol/L, or both; a body mass index(BMI; in kg/m^2) between 25 and 30; and no recent (previous 3 mo) symptomatic heart disease, diabetes, or liver or renal disease (plasma creatinine > 130 µmol/L). None of the subjects were regularly taking nonsteroidal antiinflammatory, antihypertensive, or lipid-lowering drugs or other drugs known to affect lipid metabolism. All of the men had a usual weekly consumption of not more than one fish meal and drank < 210 mL ethanol/wk. Fifty-nine of the 136 subjects screened satisfied the entry criteria.

(Am J Clin Nutr 2000, 71: 1085)

　軽度の高コレステロール血症以外は健康で，非喫煙者の 20－65 歳の男性がメディア広告によって一般地域社会から募集された．参加基準は血清コレステロール 6 mmol/L 以上，トリグリセリド 1.8 mmol/L 以上，またはその両方；肥満度指数 25－30 kg/㎡；最近 3 ヵ月間に心疾患，糖尿病あるいは肝，腎疾患（血漿クレアチニン 130 µmol/L 以上）の徴候がない．対象者は非ステロイド性抗炎症薬や降圧薬，高脂血症治療薬，あるいはその他の脂肪代謝に影響のある薬剤を規則的には服用していない．すべての男性は通常，魚料理は 1 週間に 1 回以上は食べず，アルコールの飲用は 210 mL/ 週以下である．スクリーニングを受けた 136 人中 59 人が参加基準を満たした．

　メディア広告による募集に応じ基準を満たした 59 人を対象とし，カプセルに詰めた EPA，DHA あるいはオリーブ油（プラセボ）の投与を行った 3 群間のパラレルデザインのランダム化比較試験（→ p. 30）．研究の途中で 3 人の対象が脱落し，残りの 56 人のデータが解析されている．

3.3. 研究デザインに合わせた対象の選び方

　どのようなデザインであっても，事前に決めた選択基準と除外基準に合った患者は選り好みせずに全員研究に組み入れるというのが原則ですが，研究をスタートさせた後に起こる脱落やデータの欠損などによって生じる偏りもできるだけ少なくする工夫が必要です．

観察研究の対象

　多数の対象を長期間にわたって追跡調査しなければならない前向きコホート研究では，途中で脱落する人が多くなると研究として成り立たなくなる可能性があります．定期的に連絡が取れるよう，住所や電話番号などの情報がある，転居の可能性が少ない，親戚や友人，かかりつけ医などと連絡が取れるといった条件を基準に加えておく必要があります．

　ケース・コントロール研究では，通常，ケースは特定の医療施設などに特定の期間入院，あるいは通院した患者の中から，基準に該当するすべての患者を選び出します．コントロールは同じ施設において，ケースの条件に当てはまらない患者の中から選び出すことが多いのですが，一般集団サンプルをコントロールとする場合もあります．研究者が望む結果が出そうな都合のよいコントロールを恣意的に選んでしまうと偏りが生じます．このような選択バイアス避けるために，性別，年齢，病歴，その他，検定しようとするデータに影響を与えそうな因子ができるだけ似ている対象同士を対にすることをマッチング（matching）と呼びます．1：1だけでなく，1：複数，複数：複数のマッチングを行うこともあります．

実験研究の対象

　対象を制御して薬剤の投与や処置などの介入を行う実験研究では，被験者を集めること自体がさまざまな困難を伴うため，母集団からどのように抽出された標本であるかを問題にすることはほとんどありません．実験研究の多くは，介入をした群としなかった群との間での比較を行うので，研究のスタート時に対象の群分けを行います．性別や年齢，疾患の重症度など，研究目的の処置以外の要因が群によって偏っていると研究結果に大きな影響が及ぶことがあります．群分けによる偏りを避けるには対象を各群にランダム割り付け（random allocation）する必要があります（**表3.2**）．

　また，介入の内容を被験者自身，あるいは医師やデータ解析者が知ってしまうと，被験者の募集や割り付け，被験者に対するケア，被験者の試験治療に対する態度，試験結果の評価，試験治療を中止した被験者のデータの除外などに影響を及ぼしてしまう可能性があります．比較する介入の区別をできなくする盲検化（blinding），あるいはマスク化（masking）を行うとこのような偏りを防ぐことができます（**表3.3**）．薬剤の効果を比較する試験で無処置群を設ける場合は，外見や味，匂いなどから実薬と

表 3.2 ランダム割り付けの方法

1. **単純ランダム化（simple randomization）**
   乱数を用い，例えば，偶数なら A 群，奇数なら B 群に割り付ける方法．対象が多ければほぼ 1：1 に割り付けられるが，100 人以下だと群間で不均等になる場合がある．

2. **ブロックランダム化（block randomization）**
   対象をいくつかのブロックに分けて，ブロック毎にランダム割り付けをする方法．ブロック内でありうる順列組み合わせの中からランダムに1つの組み合わせを選ぶ置換ブロック（permuted blocks）がよく用いられる．例えば対象を4人ずつのブロックに分け，連続的に A と B の2群間に均等に分ける場合，AABB，ABAB，ABBA，BAAB，BABA，BBAA の6通りの順列があるが，4人の対象をどの順序で割り付けるかをランダムに選ぶ．すべてのブロックで全員が登録されれば 1：1 の割り付けができる．

3. **層別ランダム化（stratified randomization）**
   群間で対象の性別や年齢層，疾患の重症度などが偏ることを避けるため，割り付けの段階でいくつかの層に分けておき，層別にランダム割り付けを行う．

4. **最小化（minimization）**
   対象が登録されるたびに現在までの割り付け状況を参考にして，結果に影響を及ぼすことが予想される変数を持つ対象の数を，各群均衡するように次の割り付けを決める動的な割り付け．ランダム性よりは均衡を重視する方法．

表 3.3 盲検化の方法

1. **二重盲検化試験（double-blinded trial）**
   被験者および試験治療または臨床評価を行う担当者の両方が，処置の内容を知ることができない試験．

2. **単盲検化試験（single-blinded trial）**
   被験者，あるいは，データ解析者のいずれか一方のみに対して盲検化がなされている試験．

3. **非盲検化試験（open trial）**
   被験者および試験治療または臨床評価を行う担当者の両方が，処置の内容をあらかじめ知らされている試験．

区別できないような偽薬，プラセボ（placebo）を用います．

ランダム化比較試験（RCT）

　実験（介入）研究の中でも，対照群が設けられランダム化されている研究を，特にランダム化比較試験（randomized controlled trial, RCT）と呼びますが，以下のようなデザインがよく用いられます（**表 3.4**）．

表 3.4　ランダム化比較試験（RCT）のデザイン

1. パラレルデザイン（parallel design）

被験者をそれぞれ異なる処置（薬物療法，食事療法，外科的処置など）を行う2つ以上の群にランダムに割り付け，各群に対して処置を並行して実施し，処置の効果を群間で比較する．対照群と処置群，あるいは，プラセボ群と実薬群などの単純な群間比較以外に，用量の異なる薬物を投与した複数の群間で用量反応関係を調べる研究もこのデザインに含まれる．

例）処置0：プラセボ，処置1：試験薬1，処置2：試験薬2……

ランダム割り付け	介入	
群A	処置0 →	アウトカム ┐
群B	処置1 →	アウトカム ├ 群間比較
群C	処置2 →	アウトカム ┘
…	…	

2. クロスオーバーデザイン（crossover design）

各被験者に対して一定の期間を置いて2つ以上の処置を行い，処置の効果を同一被験者内で比較するデザイン．対象が処置を受ける順序（対照薬→試験薬／試験薬→対照薬など）をランダム化することによって順序によるバイアスを除くことができる．パラレルデザインに比べて被験者数が減らせる，すべての被験者がすべての処置を受けるので公平感があるなどのメリットがあるが，最初の処置の効果が次の処置時に残って結果に影響を与えてしまう持ち越し効果（carry-over effect）に注意し，洗い出し期間（washout period）を十分にとらなければならない．　自己対照研究（self-controlled study）（→ p.84）も同一個体内で比較を行うデザインであるが，処置の前後でデータをとる場合は，疾患の重症度などが変化して処置の効果と見分けがつかない時期効果（period effect）があり得る．処置の順序をランダム化したクロスオーバーデザインとは異なり，厳密な意味での対照があるデザインとはいえない．

例）処置0：プラセボ，処置1：試験薬

ランダム割り付け	介入	洗い出し期間	介入
群A	処置0 → アウトカム	………	処置1 → アウトカム
群B	処置1 → アウトカム	………	処置0 → アウトカム

└──────── 同一個体内で比較 ────────┘

3. **要因デザイン (factorial design)**

   複数の処置の異なる組み合わせを用いて，2つ以上の治療を同時に評価するデザイン．2つの治療法（X，Y）による2×2要因デザインでは，「どちらもなし」，「X単独」，「Y単独」，「XY同時」の4群に被験者をランダムに割り付ける．XとYの併用効果を調べるために用いられることが多いが，XとYの交互作用（→ p.88）がない場合には，両方の治療法の効果を同時に調べることができるので，別々に調べる場合より被験者を減らすことができる．複数の用量（m, n）の2つの薬剤の併用効果を調べるには，被験者をm×n個の群に割り付ける．臨床適用のための適切な用量の組み合わせを決めることができる．

   例）2×2要因（要因X，Yにおいて，処置0：プラセボ，処置1：実薬など）

ランダム割り付け	介入		
	要因X	要因Y	
群A（どちらもなし）	処置0	処置0	→ アウトカム
群B（X単独）	処置1	処置0	→ アウトカム
群C（Y単独）	処置0	処置1	→ アウトカム
群D（XY同時）	処置1	処置1	→ アウトカム

群間比較

ランダム化比較試験のフローチャート

　ランダム化比較試験（RCT）では，ランダム化がどの程度守られているかという情報を提供する必要があります．ランダム割り付けで予定された対象から，介入を受けることを拒絶，途中で対象として不適格な要素があることが判明，プロトコールからの逸脱，追跡不能などの理由によりデータが得られない対象を除いた残りが最終的な評価の対象となる集団です．JAMA，Lancet，BMJなどの主要な医学雑誌に投稿する際には，以下のようなフローチャート（**図3.1**）を添付するよう要求されています．

```
募集              適格性の査定（n＝  ）
                      │
                      ▼
                  除外（n＝  ）
                    適格基準に合わない（n＝  ）
                    参加拒否（n＝  ）
                    他の理由（n＝  ）
                      │
                      ▼
              ランダム化（n＝  ）
```

割り付け　介入への割り付け（n＝ ）　　　　介入への割り付け（n＝ ）
　　　　　　割り付けられた介入を受　　　　　　割り付けられた介入を受
　　　　　　けた（n＝ ）　　　　　　　　　　けた（n＝ ）
　　　　　　割り付けられた介入を受　　　　　　割り付けられた介入を受
　　　　　　けなかった：　　　　　　　　　　　けなかった：
　　　　　　　理由を述べる（n＝ ）　　　　　　理由を述べる（n＝ ）

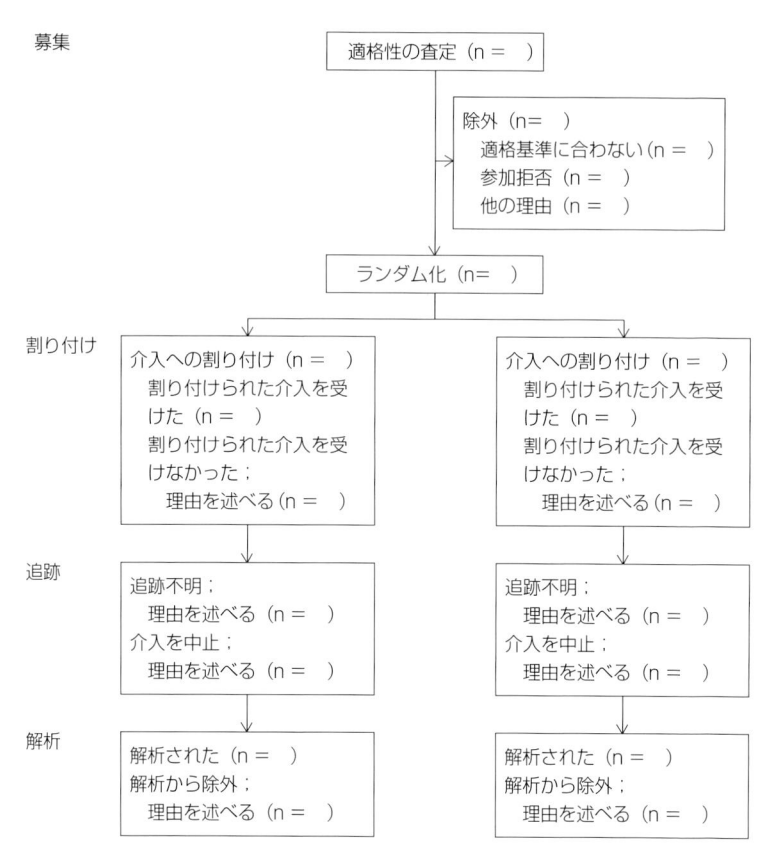

追跡　　　追跡不明：　　　　　　　　　　　　追跡不明：
　　　　　　理由を述べる（n＝ ）　　　　　　理由を述べる（n＝ ）
　　　　　介入を中止：　　　　　　　　　　　介入を中止：
　　　　　　理由を述べる（n＝ ）　　　　　　理由を述べる（n＝ ）

解析　　　解析された（n＝ ）　　　　　　　解析された（n＝ ）
　　　　　解析から除外：　　　　　　　　　　解析から除外：
　　　　　　理由を述べる（n＝ ）　　　　　　理由を述べる（n＝ ）

図3.1　ランダム化比較試験のフローチャート[注]

intent-to-treat（ITT）分析と per protocol 分析

　最後まで臨床試験に残った集団は割り付け時のランダム化が破られており，群間で偏りが生じています．統計学的な解析を行う場合にそのような偏りをどう扱うかが問題になります．ランダム割り付けを重視する考え方で解析を行うことを intent-to-treat（ITT）分析と呼び，いったんある群に割り付けられた人は，介入を受けることを拒否したり途中で脱落したとしても，初めに割り付けられた群に含めて解析します．

脚注：パラレルデザインでの2群比較の場合．クロスオーバーデザインや多群間の比較の場合はそれぞれ修正が必要．（http://www.consort-statement.org）

脱落した人は治療効果などが全く得られなかったことになるので，全体としては治療効果が過小評価される可能性があります．

一方，最後まで試験に参加した人のみを解析の対象とすることを per protocol 分析と呼びます．治療を積極的に受ける人々が治療の恩恵を受けるという現実に近い結果が得られますが，ITT 分析とは逆に，治療効果が過大評価されがちです．ランダム化比較試験では両方の解析を同時に行い，両者の結果がほぼ一致すれば問題はありませんが，一致しない場合には保守的な ITT 分析の結果が重視されます（参考文献 10）．

A さんが選んだ対象

住民健診受診者の男女比や年齢分布が S 地区の住民全体のものとかなり異なっていることが気になっていた A さんは，ちょうど同じ時期に病院職員の健康診断を行ったことを思い出しました．S 地区に居住している職員の分を合併すれば，住民健診には来ない若年層や，中年男性の数が増えて年齢層や男女比をある程度補正できそうです．さっそくデータベースソフトで入力されている両方の健診データから，以下のような基準を設けて対象者を絞り込むと全体で 500 人を超えました．これは S 地区の 20 歳以上の人口の 3 割程度に過ぎませんが探索的研究としてスタートするには十分な人数です．

選択基準：200＊年に S 地区の住民健診，または S 病院職員の健診を受けた 20 歳以上の男女

除外基準：肝疾患，甲状腺機能障害，ネフローゼ患者，あるいは高脂血症治療薬の投与を受けている受診者

S 地区の性・年齢階級別の対象者数　　　　　　　　　　　　　　　　　（単位：人）

	20−29	30−39	40−49	50−59	60−69	70歳以上	合 計
男　性	8	15	25	37	52	71	208
女　性	17	23	39	51	92	85	307
合　計	25	38	64	88	144	156	515

第3章のまとめ

　人間を対象とする研究ではさまざまな偏りが起こりうる．偏りをできる限り排除し，研究から得られた結果が医学的に，あるいは，統計学的に妥当性があると認められるようにするには，まず対象の選択基準と除外基準は事前に決めておき，基準に合った対象は原則的に全員研究に組み入れなければならない．

　観察研究においては大きな母集団からランダム抽出された標本を対象とするのが理想的であるが，多く場合，特定の小規模な母集団全体を対象としている．全数調査であっても自由意志による参加である以上目指した母集団からの偏りが生じる．実験研究では対象が母集団からどのように選ばれたかを問題にすることはほとんどないが，介入を行う群と行わない群への割り付けのランダム化と，介入の盲検化の程度が研究結果の信頼性を左右する．

4 データの収集方法を考える

健診データの整理

　Aさんはまず健診データの整理から始めることにしました．専用のデータベースソフトで保存されているS地区の住民健診とS病院職員の健診データを，普段使い慣れているEXCELに取り込んで，カルテと照合しながら研究から除外すべき患者を確認しました．高脂血症の指標としてはコレステロール（総，LDL，HDL）やトリグリセリドがありますが，他の検査項目にも一通り目を通しておくことにしました．大量の検査データを扱うのはなかなか骨の折れる作業でした．
　次にデータをグラフで表してみました．連続量のデータをヒストグラムにすると正規分布に見えるものが多いのですが，高値側に大きく外れた値が見られるものもあります．
　入力ミスとして除外すべきだろうか？

　臨床で一般的に用いられる生理学的測定や生化学検査，運動能力測定，評価スケールを用いた感覚や意識，知能の検査，日常生活活動や生活の質（QOL）の評価など，すべての検査値は研究用のデータとなり得ます．
　本章では既に何らかの目的で取られた検査データの扱いや，新たに質問票を作成してデータを収集する方法について述べます．

4.1. 既存のデータベース

　健診データや日常診療における検査データは研究目的に沿って計画的に取得されたものではありません．また，費用対効果比が問題になるため必ずしも研究目的に合った情報が含まれているとは限りません．現段階で興味のあるデータに注目する前に，まず手にしたデータ全体をじっくり眺めて，研究目的をより明確にし，利用できる測定項目を慎重に選んでゆく作業が必要です．手元にあるデータだけでは研究仮説の検証が不可能であると判断した場合には研究計画自体を見直したり，新たに必要なデータを集める方法を考えなければなりません．

データのクリーニング

　データには測定ミスや入力ミスなどの人為的なミスが必ず含まれていると考えておかなければなりません．データベースソフトやEXCELのスプレッドシートに並んだデータを，数値のままでざっとスクロールしてみるだけでも異常値や欠損値が見つかります．データが大量になると直接眺めるだけでは異常値を発見するのは難しくなってきます．連続量の場合はEXCELの分析ツール[注]や統計専用ソフトを用いて「基礎統計量」（図**4.1**）を算出してみれば明らかな外れ値なら発見が可能です．しかし，正常範囲に近い値の人為的ミスはどんな方法を用いても見逃されてしまいます．見つかった異常値が多いデータベースは信頼性に欠けると考え，元のデータが手に入るなら一度見直しておく方がよいでしょう．大量のデータの場合はランダムに抽出したデータを照合してみるとよいでしょう．

連続量データの分布型

　一見，異常値のように見えても必ずしも人為的なミスとはいえません．簡単に除外してしまわずに，まず元のデータ全体の範囲を5〜15程度に区切り，「分析ツール」を用いてデータの出現度数をヒストグラム（histogram）（図**4.2**）で描いてみましょ

脚注：最初からExcelに組み込まれている統計解析用アドインソフト．メニューバーの「ツール」のプルダウンメニューから「分析ツール」を選び，「データ分析」ダイアロボックスの中から「基本統計量」を選ぶ．基礎統計量の他に，t検定や分散分析，回帰分析などの基本的な統計解析を行うことができる．

年齢	
平均	56.35514
標準誤差	0.821024
中央値（メジアン）	58
最頻値（モード）	52
標準偏差	14.70985
分散	216.3797
尖度	−0.56197
歪度	−0.46545
範囲	76
最小	3 ←入力ミス（20歳以上の対象が入力されているはず）
最大	79
合計	18090
標本数	321

図 **4.1**　分析ツールによる基礎統計量の出力例

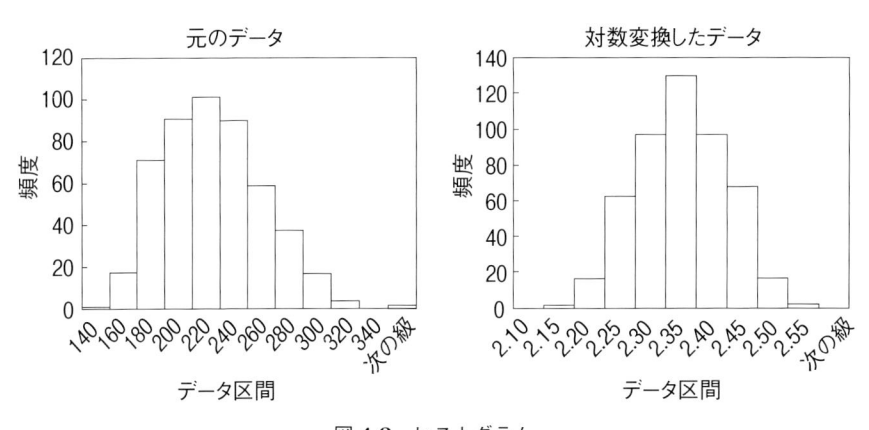

図 **4.2**　ヒストグラム

う．外れ値があれば何らかの変換を行ったデータで再度描いてみます．血液中の物質濃度は，正常なデータは正規分布（normal distribution）に近似できる場合でも，患者のデータでは高値側に長く裾をひいていることがあります．このような場合，対数変換すると正規分布に近似できることが多いことが経験的に知られています．元のデータは対数正規分布（log-normal distribution）していることになります．データの範囲の区切り方によって印象が大幅に変わってしまうことがありますから区間を変え

たものも描いてみて比較しておきましょう．

カテゴリデータの扱い

　健診データには連続量だけでなく，赤血球数や白血球数などの整数値データ，性別や尿検査値などのカテゴリデータも含まれています（**表 4.1**）．これらの離散量データの中で，個数や頻度などの，比較的大きな整数値データは連続量として扱っても問題はありません．

　男/女や未婚/既婚など区分の明らかなものは別として，一般に，カテゴリデータはどのように区切られているのか注意を要します．尿検査などのスクリーニング用簡易検査値（＋＋，＋，±，－）は，元々は連続量として表すことができる数値データを，適当な値を境にいくつかのカテゴリに分けたものですが，測定が簡単な分，精度が低いので研究目的としては参考程度にしかなりません．

表 4.1　データの属性

A．連続量（continuous variable）

　数値データ（numerical data）であり，以下のような尺度で測定されている．
- **比尺度（ratio scale）**：重さ，長さ，濃度など，2つの数値の比および差をとることができ，数字の0が絶対的なゼロ点を示す．
- **間隔尺度（interval scale）**：温度や知能指数など，2つの数値の差をとることができるが，比は意味をもたず，数字の0が絶対的なゼロ点ではない．

B．離散量（discrete variable）

　個体数や回数などの数値データ（整数）や，数量的には測れないカテゴリデータ（categorical data）がある．カテゴリデータには順序の有無により以下のような尺度がある．
- **順序尺度（ordinal scale）**：薬効判定（著効，有効，不変，悪化），尿糖（＋＋，＋，±，－）など，データの順序には意味がある．順序カテゴリ変数（ordered categorical variable）と呼ぶ．
- **名義尺度（nominal scale）**：性別（男，女），生死（生存，死亡），疾患名（循環器疾患，呼吸器疾患，消化器疾患）など，データには順序がない．2つのカテゴリで表されている場合は2値変数（binary variable）と呼ぶ．

検査値が正常/異常というカテゴリで表されている場合は特に注意が必要です．日本動脈硬化学会が示した脂質異常の診断基準[注]に従えば，例えば，LDL コレステロールが 139 mg/dl なら「正常」というカテゴリに，それよりわずか 1 mg/dl 高いだけで「異常」のカテゴリに入れられます．基準値とはこの値を超えると冠動脈疾患のリスクが高くなる，というこれまでの研究結果を踏まえて決められたものですから，今後さらにエビデンスが蓄積されるに従って変っていく可能性もあります．十分な精度で測定されているデータであれば，正常/異常というカテゴリではなく，連続量のままで用いた方が情報量が多く，研究仮説の検証に際して検出力の高い統計手法を用いることができます．

統計ソフトのデータ探索機能を使う

収集されたデータを統計解析する前に，必ず，測定値がどのような特徴を持っているかを大まかにつかんでおく必要があります．ヒストグラムもその 1 つですが，統計専用ソフトを用いれば，「分析ツール」にはないさまざまなデータ探索機能（図 4.3）が備わっており，データの属性によりいろいろな方法で視覚化することができます．

最適な測定項目を選ぶには

健診データに限らず，臨床的な研究ではさまざまな種類のデータが同時に測定されますが，研究仮説に対して説得力のある証拠を提示するには仮説に直結した変数，主要変数（primary variable）を選ばなければなりません．主要変数を 1 つに限定するほうが望ましいとされていますが，主要な目的に関連した補足的な測定値，あるいは副次的な研究目的に関連した効果の測定値としていくつかの副次変数（secondary variable）を用いたり，それらを組み合わせて，例えば，総コレステロール/HDL コレステロール比などのように合成変数（composite variable）として用いることもあります．

実験研究においては，例えば冠動脈疾患の予防薬の効果を明確に示すためには，生存/死亡，疾患の発症や悪化，再発などのアウトカムを主要変数とするのが理想的ですが，長期間の追跡が必要であることや倫理的な理由により限界があるため，代理変

脚注：日本動脈硬化学会編：動脈硬化性疾患予防ガイドライン要約（http://jas.umin.ac.jp）

数 (surrogate variable) として血清コレステロールなどを指標とすることもあります．しかし，代理変数に関して有効と判定されても，真のアウトカムにおいては効果が認められなかった例も多いので，代理変数の選択や研究結果の解釈は慎重に行う必要が

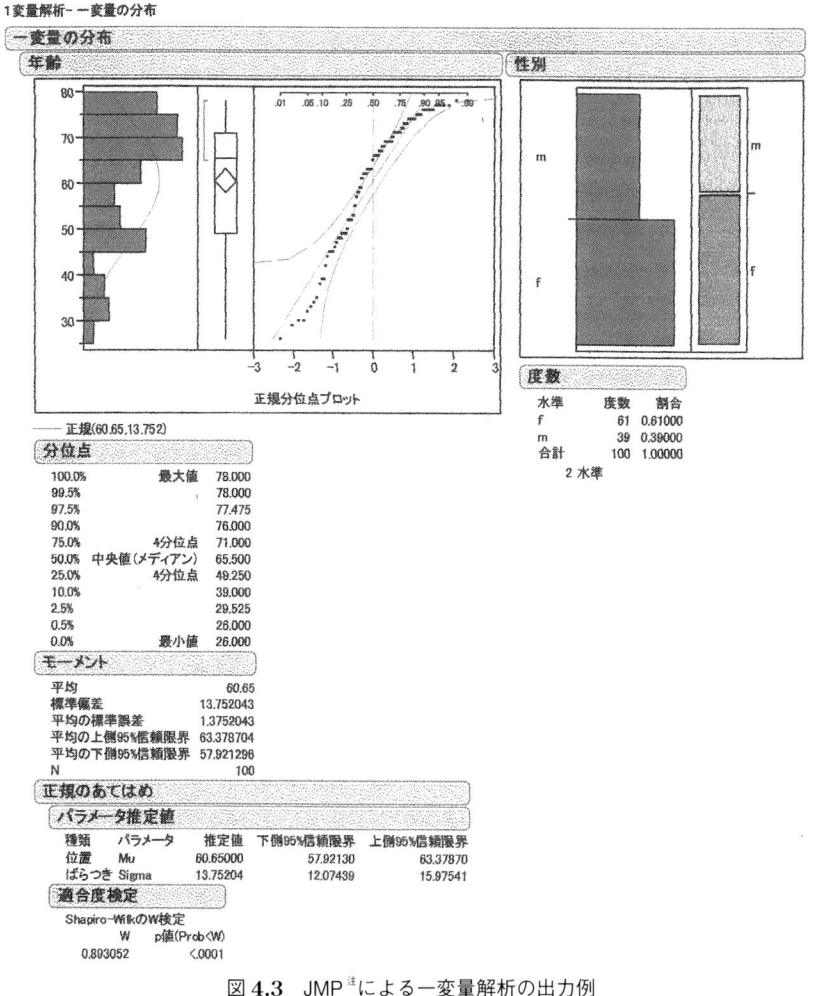

図 4.3　JMP[注]による一変量解析の出力例

脚注：JMPは探索的統計解析ソフトと呼ばれており，連続量の分布型や離散量の比率などを表示する機能が充実している．

あります[注].

協力者を探そう

> スプレッドシートのあちこちに表やグラフを描いては消すという作業をくり返し，ようやく健診データの探索を終え，次はいよいよ魚の摂取量を調べなければならないのですが，Aさんは栄養調査どころか，これまでアンケート調査というものをしたことがありません．どのような調査方法があるのか，どんな項目をたずねるべきなのか，またどのような質問形式にすれば答えやすいのか，難問山積です．
>
> 食事の調査となると独りで考えるより何人かの同僚に意見を聞いたほうがよさそうです．あちこちの職場で雑談をしながら最近の食生活の変化を話題にしていると，興味を持った病院の管理栄養士のBさんが，S地区の住民がふだん食べていそうな魚料理のリストを作り，1ヵ月にどの程度の量を何回食べるかをたずねる半定量的食物頻度調査票を作成してくれることになりました．さらに，それぞれの魚料理に含まれる多価不飽和脂肪酸のおおよその量も見積もってもらうことにしました．

4.2. 質問票による調査

　研究設備を必要とする機器測定とは異なり，質問票（questionnaire）による調査（**表4.2**）はどこででも，誰でも行うことができるデータ収集法ですが，安易に行うとデータとしての価値が損なわれてしまいます．質問票によるデータ収集のむずかしさは，調査のさまざまなプロセスで起こる人間の無意識的なミスを完全に防ぐことができない点にあります．

　中でも質問項目や回答選択肢の作成はもっとも難しい作業です．問われていることが理解できなかったり誤解したりするような質問の仕方になっていると，こちらの意図とは全く異なる回答がかえってきたり，嘘の回答をしたり，回答を放棄したり拒否

脚注：臨床試験のための統計学的原則（http://www.pmda.go.jp）

したりする人が出て回収率の低下にもつながってしまいます。失敗すると大規模な調査では再実施が不可能になるので、1人よりも何人かのグループで行い、予備調査でできるだけ多くの問題点を洗い出しておくことが大切です。

表 4.2 質問票による調査方法

1.	配票調査：	調査員が回答者を訪問して調査票を配布し、一定期間内に回答者に記入してもらい、調査員が再度訪問して調査票を回収する。
2.	郵送調査：	回答者に調査票と返信用の封筒を郵送し、回答者に記入してもらい、一定の期日までに調査票を返送してもらう。
3.	集合調査：	一定の場所に集合した回答者に対して調査票を配布するとともに調査員が質問の内容や回答方法を順次指示し、回答者に一斉に記入してもらう。
4.	面接調査：	調査員が回答者を訪問して面接し、調査票にしたがって質問を口頭で行い、回答者の口頭の回答を調査員が調査票に記入し持ち帰る。
5.	電話調査：	調査員が回答者に電話をかけて回答者本人であることを確認した上で、調査票にしたがって質問を行い、回答を調査員が調査票に記入する。

(参考文献 1 より抜粋)

アンケート調査の手順

新しくアンケート調査票を作るには、まず、研究対象となる患者や被験者の様子をよく観察したり、当該分野の専門家の意見や研究論文などさまざまな情報を集めて、質問項目やそれに対する回答選択肢を引き出さなければなりません。

質問項目や回答選択肢の候補が集まったら、次のステップは、質問紙などに用いることができるよう形式を整えることです。調査票から得られる情報の精度を最大にし、偏りを最小にするための工夫が必要です。暫定的な調査票が出来上がったら、研究対象者に近い属性を持つ人の中から何人か選んで、回答を求めます。質問や回答選択肢の表現が紛らわしい、質問の趣旨が理解しにくい、回答に手間取る、などの意見を聞き取り、調査票を改善します。そして、最後に、得られた結果を数値データとして扱えるよう、スコアリング（scoring）、すなわち、質問項目の各回答選択肢に与える点数を設定します。

注意を要する表現

アンケート調査には誰にでも理解できる表現を用いるのは当然ですが、同じような

表現であっても回答者によっては受け取り方が異なる場合もあるので注意が必要です．例えば，「魚がきらい」の方が，「魚が好きではない」より程度が強いと感じる人が多いようです．質問者の価値観が入った，「過剰な」，「些細な」，「……すぎる」，などの表現を用いると，質問者の意図する方向に誘導することになります．できるだけ中立的な表現を用いるよう心がける必要があります．長い文章は誤解を招きやすいので，必要最低限の長さにとどめておくべきです．

「常に」，「しばしば」，「時々」，「たまに」，「最近」，「以前に」などの頻度や時期を表す表現は，人によってイメージが異なります．表現そのもののあいまいさに加えて，意味が文脈により異なることが問題になります．例えば，「最近，魚を食べましたか」と問われた時には，しょっちゅう食べている人と，めったに食べない人では，「最近」の範囲が異なります．ものごとが起こった頻度や時期を質問する時には，「毎日」，「1週間に2〜3度」，「最近1ヶ月間に」のように，可能な限り，具体的な数字を用いるほうがよいでしょう．

回答選択肢の数

選択肢は多いほうが情報量は増えますが，必ずしも多ければ多いほどよいというわけではありません．回答者にかかる負担が増えるだけでなく，思い出したり判別したりできる能力に限界があるからです．また，調査票により収集されたデータは，前述の尿のスクリーニング検査（＋＋，＋，±，−）と同様，選択肢間の区切りの根拠があいまいなので測定法としてはあまり精度の高いものではありません．

世論調査や商業的なアンケート調査では，選択された項目を比率が高い順に並べる程度の処理しか行いませんが，調査票により収集されたデータを研究用に用いる場合は，各選択肢のスコアを合計し，群間で比較したり他の変数との関係を求めたりといった統計解析を行わなければなりません．各選択肢の実際の間隔は等間隔とはなっていないので順序カテゴリ変数として扱います．回答分布がどちらかの端の方に強くゆがむ場合には，他方の端にある選択肢がほとんど使われないことになり，実際上のカテゴリ数が低下し統計学的なパワーが低下してしまいます．むやみに選択肢の数を増やすよりは，むしろ，予備調査により回答がどのような分布をするか予測して必要な選択肢だけに絞るべきです（参考文献12）．

将来も見据えて

現在のAさんの立場では，あまり多くの人手や費用がかかる方法をとることはできません．質問に対する回答の正確さや回収率の点では他の方法より劣りますが最初は郵送調査がよさそうに思われます．来年も同じ調査を継続する場合には，健康診断の時に質問票を配布し記入してもらう集合調査に変更することもできます．今後数年間，研究を継続するという計画も考慮に入れて質問票を作る必要がありそうです．

過去の健診で高脂血症を指摘されたり，このアンケート調査を受けたことにより住民の健康指向が高まり食習慣を変える人が出てくるかもしれないし，経時的な変化をつかむにはできるだけ同じ質問票を使い続けたほうがいい．因果関係を明らかにするには，どのくらいの前の魚の摂取量が血清脂質濃度に影響するのかということも事前に検討しておかなければ……．

第4章のまとめ

既存のデータベースなどを研究データとして利用する場合には，まず，データ全体を探索し，人為的なミスを除去したり，データの属性や分布型などを調べてデータの特徴をつかんだ上で，研究仮説に直結した主要変数や副次変数を選ぶ．生存／死亡，疾患の発症や悪化，再発などのアウトカムを主要変数とする方が望ましい場合でも，倫理的理由などにより代理変数として検査値などが用いられることもある．

アンケート調査により収集したデータを用いる場合には，質問項目や回答選択肢の表現や数に十分な注意を払わないと研究データとしての価値が損なわれる．予備調査を行って問題点を洗い出し，調査票から得られる情報の精度を最大にし，偏りを最小にする必要がある．質問票により得られるデータは順序カテゴリ変数として扱われる．

5 パイロットスタディをする

アンケート調査のパイロットスタディ

　郵送調査は他の方法よりは安く手間がかからないとはいっても，往復の郵便代や，督促のはがきを出したり，電話をする手間まで含めれば相当の費用と時間がかかるので，いきなり500人以上もの対象を相手にする勇気はありません．

　まず質問票を試作し病院の職員やその家族に頼んで予備調査をしてみようか？しかし，彼らは他の住民より医学的な知識が高いので，少々むずかしい表現をしても答えられるかもしれないし，回答するのが面倒な質問にも義理固く応じてくれるだろう……．

　ごく一般的な人々の反応を確かめたいと思ったAさんは，健診受診者の中から何人か選んで試作した質問票を送ることにしました．

　パイロットスタディ（pilot study）のやり方は研究の内容によって異なります．アンケート調査では最終的な質問項目や回答選択肢を決めるための資料とするのが主目的ですが，本研究と同じ方法で調査を行えば，費用や回答が返ってくるまでに要する時間も見積もることができます．何らかの介入を行う実験研究では，まず効果と安全性の見通しをつけなければなりませんが，観察研究に比べて被験者を集めること自体が難しいので，この段階でできるだけ介入を受け入れやすいものにしたり，追跡率を上げられるような工夫をすることも重要です．パイロットスタディであっても文書によるインフォームド・コンセントが必要です．

また，得られたデータを実際に EXCEL や統計解析用ソフトなどに入力し処理してみることによって，データとしてうまく扱えるか，データがどのように分布しているかなどをチェックすることができます．用いる統計解析手法を決めておけば，研究仮説を検証するために必要なサンプル数を算出することもできます．

本章では，パイロットスタディを行う時の注意点や，この段階でやっておくべきことを考えます．

5.1. 偏りのない対象を選ぶ

一般的には，パイロットスタディは本研究を小規模化したものですが，本研究の対象の中からパイロットスタディの対象を選ぶ際に特に気をつけなければならないのが選択バイアス（→ p. 13）です．つい身近な人々に頼みがちですが，偏った対象によるパイロットスタディを行っても得られた知見を本研究に生かすことができません．可能であれば本研究の対象となる予定の人々の中からランダム抽出（→ p. 24）を行います．

ランダム化の手段としては，コインやサイコロを投げたり，袋から数字が書かれたカードを引くという簡便な方法が用いられることもありますが，一定の範囲で，均一で，同じ数字がもう一度出てくるまでの間隔にも偏りがない数列，乱数（random number）を用いるのが一般的です．EXCEL や統計ソフトに含まれている乱数発生関数を使うと便利です．EXCEL の RANDBETWEEN（最小値，最大値）の使い方は，**図 5.1** のように，対象に通し番号をつけておき，発生した乱数の番号を持つ対象を選びます．関数をコピー＆ペーストすることにより複数の乱数を発生させることができます．この例では，20人の対象の中から3人抽出するために3つの乱数を発生させています．16，8，および5番目の対象，すなわちPさん，HさんおよびEさんが選ばれています．

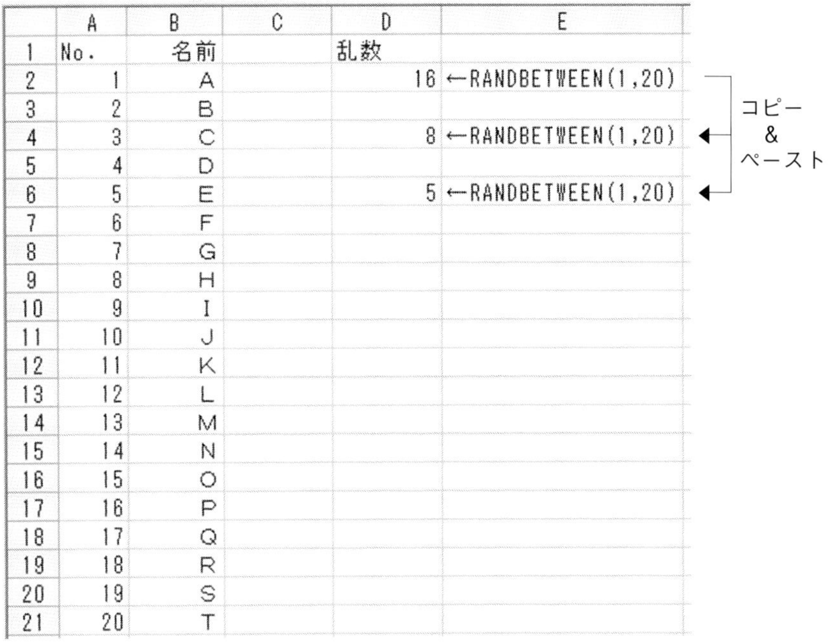

	A	B	C	D	E
1	No.	名前		乱数	
2	1	A		16	←RANDBETWEEN(1,20)
3	2	B			
4	3	C		8	←RANDBETWEEN(1,20)
5	4	D			
6	5	E		5	←RANDBETWEEN(1,20)
7	6	F			
8	7	G			
9	8	H			
10	9	I			
11	10	J			
12	11	K			
13	12	L			
14	13	M			
15	14	N			
16	15	O			
17	16	P			
18	17	Q			
19	18	R			
20	19	S			
21	20	T			

（E列のRANDBETWEEN関数について）コピー＆ペースト

図 5.1　乱数発生関数の使い方

5.2. 研究計画をまとめる

　パイロットスタディの段階で，学会発表や論文作成を頭において研究目的や方法をまとめてみると，研究計画を客観的に見直すことができ，投稿論文の査読者から指摘されて初めてデザインの欠陥に気づくという事態を避けることができます．JAMAやBMJなどの主要な医学雑誌では，必要な情報をもれなく提供するという観点から，研究の目的や，研究の型，設定，対象，主要変数，結果，結論などを一定の形式に従って記載する箇条書き形式（structured format）にすることを求めています．最近は通常の要旨と箇条書き形式の要旨を併用している雑誌も増えつつあります．早い段階で暫定的な研究計画を箇条書き形式でまとめてみるとよいでしょう．

Aさんの研究計画（暫定）

要　　旨

目的（Objective）
　住民の健康診断時の血清脂質と魚の摂取量との関係を調べる．

デザイン（Design）
　横断的研究

設定（Setting）
　＊＊市，S地区

対象（Subjects）
　200＊年にS地区の住民健診，またはS病院の職員健診を受けた515人の20歳以上の男女

主要評価項目（Main outcome measure）
　血清コレステロール（総，LDL，HDL），トリグリセリド

結果（Results）

結論（Conclusions）

方　　法

対象：
　選択基準は200＊年に住民健診，またはS病院の職員健診を受けたS地区住民．除外基準は肝疾患，甲状腺機能障害，ネフローゼ患者，あるいは高脂血症治療薬の投与を受けている場合．

測定項目：
　200＊年の住民健診およびS病院の職員健診データから血清コレステロール（総，LDL，HDL），およびトリグリセリド値を得る．半定量的食物頻度調査票を郵送し，最近1ヵ月間の魚の摂取量を調べる．他の食習慣や冠動脈疾患の予測因子に関するアンケート調査も同時に行う．

統計解析：
　魚の摂取量と各血清脂質濃度の間の関係を探る．回帰分析（？）

5.3. 統計解析の準備

　基礎的な実験研究では，単純なモデルを作成したり，研究目的以外の要因ができるだけ均一になるように対象を選んだりすることができるので，1つか2つの測定項目だけに注目して比較的単純な統計手法を用いることが多いのですが，臨床的な研究ではそうはいきません．疾患の成り立ちには多くの要因がかかわっていますから，その診断や治療効果の判定には多種多様な検査項目が用いられます．未知の要素が多いために項目をしぼりきれず，複数の変数を扱わなければならなかったり，それぞれの項目が独立しておらず相互に関連があったりします．そのため用いる統計手法も多変量解析（→ p.104）など高度なものにならざるを得ません．

　医学研究で一般的に用いられている解析手法の大部分は統計専用ソフトを使わなければ計算できません．高度な統計手法が含まれている統計ソフトの操作は概して煩雑です．また，日本語版の統計ソフトであっても高度な解析手法の部分は英語のままになっていることが多く，難解な統計用語で結果が出力されるので，データ解析の段階になってソフトのマニュアルや解説書を読むのでは遅すぎます．パイロットスタディで得られたデータを利用して，いろいろな解析法を試みながら統計ソフトを使いこなせるようになっておくとよいでしょう（参考文献11）．

5.4. サンプル数の計算

　有意差が出るか出ないかは研究者にとって最大の関心事といっても過言ではありません．しかし，ごく最近まで統計学的な検出力の問題に関してはあまり関心が払われてきませんでした．いざ「有意差なし」となると，たいていの研究者は，選んだ研究テーマが悪かったとか，測定技術が未熟でデータのばらつきが多かった，もっと患者を厳選すべきだったなどとあっさりあきらめて，苦労して集めたデータを机の引き出しにしまい込んでしまうことが多かったのではないかと思います．後になって後悔しないために，パイロットスタディの段階でサンプル数を見積もっておきましょう．

統計学的な検出力とは

　例えば，2群間で平均値を比較するデザインで，差があると思ってデータを集めて

みたが有意差がなかったという場合，以下の可能性が考えられます．

1）実際に差がない．
2）実際には小さな差があるが，有意差がでない．
3）実際にはかなり大きな差があるが，有意差がでない．

このうち，統計学的に問題にするのは1）と3）の区別です．2）の場合，例えば，対照群と試験群で総コレステロールの平均値の差がわずか数 mg／dl しかないようなケースでは，理論的には有意差を検出することは可能であっても，そのような差を調べて医学的，科学的に意味があるかどうかをまず考えなければなりません．

では，実際には意味のある差があるにもかかわらず有意差がでない場合，原因として考えられることは何でしょうか．

a）用いた解析手法が不適切．
b）有意水準が低すぎる（厳しすぎる）．
c）データのばらつきが大きすぎる．
d）サンプル数が少なすぎる．

a）統計手法や，b）有意水準の設定はそれほど選択の幅があるわけではありません．例えば，対応のない2群間で連続量を比較するには，対応のないt検定（→ p.83）とマン・ホイットニーの検定（→ p.86）という2つの選択肢がありますが，両群とも正規分布に従い，分散が等しいと仮定できるならば前者の方が検出力が高いので後者を用いるメリットはありません．有意水準に関しては必ずしも5％に設定する必要はなく，10％や20％とすることもできますが，そのような水準で有意差を主張することに抵抗を覚える研究者が多いのではないでしょうか．

臨床的な研究においては，c）データのばらつきの大部分は個体差に由来します．対象の選択基準や除外基準を厳しくすることで，ある程度小さくできるものの，それ以上はどうしようもないものです．結局のところ，あるはずの差を見逃さないようにするには，d）サンプル数（sample size）の設定がもっとも重要です．

α過誤率とβ過誤率

「有意水準5%」とは，帰無仮説が正しいにもかかわらず，棄却してしまう，つまり，間違って「有意差あり」と判断してしまう確率が最大でも5%であるということです．α過誤率（α error），あるいは，第1種過誤率（type I error）ともいいます．これに対して，帰無仮説が正しくないにもかかわらず，帰無仮説を棄却しない，つまり，間違って「有意差なし」と判断してしまう確率を，β過誤率（β error），あるいは，第2種過誤率（type II error）といいます．検出力（power）は $1-\beta$ で表されます．

α過誤率はあらかじめ，5%などと決めて検定を行いますが，β過誤率は，一定のα過誤率とサンプル数の下では，データにどの程度のばらつきと差が出るかによって変化します．つまり，前もってβ過誤率を設定することはできません．そこで，逆に，まず検出したい差（医学的，科学的に意味のあると思われる差）を決め，パイロットスタディなどでデータのばらつきを見積もった上で望ましいβ過誤率になるようにサンプル数を計算します．別に決まりがあるわけではありませんが，α過誤率を5%に設定する場合が多いように，検出力を80%以上に，したがってβ過誤率が20%以下になるようにサンプル数を決めるのが一般的です．

サンプル数の算出

サンプル数の算出には以下に示す2群間での平均値や比率の比較のための計算式がよく用いられています．それ以外のデザインでは検出力の定義もさまざまで，あまり一般的な方法がないので2群間での平均値や比率の比較のデザインに近似させて概算します．順序カテゴリ変数の比較はカテゴリ数が比較的多い場合（6〜7程度）は連続量とみなして平均値の比較をする．また，カテゴリ数が少ない場合は適当に2分割して（例，著効＋有効→有効，不変＋悪化→無効など）と2値変数とし比率の比較をすると考えればおおよそのサンプル数を求めることができます．生存分析（→p.99）の場合は生存期間を適当に2分割して（例，5年未満：短期生存，5年以上：長期生存など），比率の比較のデザインとみなすとよいでしょう．3群以上に分けて比較するデザインの場合は，その研究において最も注目する（有意差が出て欲しい）2群間での比較に必要なサンプル数が参考になります．

観察研究では複数の因子が予測因子とアウトカムの両方に影響を与える可能性がある場合，それらの因子による影響を調整するため多変量解析（→p.104）を行います．

多変量解析では調整を必要としない場合の解析に比べて多くのサンプル数を必要とします．影響を与える因子の数が多いほど，またそれらの因子の影響が強いほど，サンプル数の割り増しが必要になります．調製しない場合のおおよそのサンプル数を求めておいて，それを十分上回るサンプル数を確保する必要があります（参考文献 10）．

2群間で平均値を比較する場合

　α 過誤率と β 過誤率を設定した上で，
1）どの程度の平均値の差が予想されるか．→δ
2）どの程度データがばらつくか．→SD

を予備調査などを行ってあらかじめ知っておく必要があります．また，α 過誤率を β 過誤率に関しては，

3）α 過誤率が標準正規分布の両側 α となる z 値→$z(\alpha/2)$
4）β 過誤率が標準正規分布の片側 β となる z 値→$z(\beta)$

を，EXCEL の関数，NORMSINV（確率）を用いて算出します．これらの値を以下の式に代入すると，各群の標本数が求まります．

$$n = \frac{2\{z(\alpha/2) + z(\beta)\}^2 \times SD^2}{\delta^2}$$

例）2群の総コレステロールの平均値の差が30 mg/dl，標準偏差(両群共通)が40 mg/dl と予想され，α 過誤率，5％，β 過誤率，20％で，平均値を比較する場合

$z(\alpha/2)$ = NORMSINV (1 − 0.05 / 2) = 1.96
$z(\beta)$ = NORMSINV (1 − 0.8) = 0.84
n = $2(1.96 + 0.84)^2 \times 40^2 / 30^2 ≒ 27.9$

各群 28 例，両群で 56 例の標本数が必要である．

2群間で比率を比較する場合

　α 過誤率と β 過誤率を設定した上で，
1）どの程度の比率の差（$P_1 - P_2$）が予想されるか．→d

を予備調査などを行ってあらかじめ知っておく必要があります．また，α 過誤率と β 過誤率に関しては，平均値の比較の場合と同様，

2) α 過誤率が標準正規分布の両側 α となる z 値 → $z(\alpha/2)$
3) β 過誤率が標準正規分布の片側 β となる z 値 → $z(\beta)$

を，EXCEL の関数，NORMSINV（確率）を用いて算出します．これらの値を以下の式に代入すると，各群の標本数が求まります．

$$n = \frac{\{z(\alpha/2) + z(\beta)\}^2 \times \{P_1(1-P_1) + P_2(1-P_2)\}}{d^2}$$

例) 試験薬群と対照薬群の有効率がそれぞれ 90％，60％と予想され，α 過誤率，5％，β 過誤率，20％で，有効率を比較する場合

$z(\alpha/2)$ = NORMSINV（1 − 0.05/2）= 1.96
$z(\beta)$ = NORMSINV（1 − 0.8）= 0.84
$n = (1.96 + 0.84)^2 \times \{0.9(1-0.9) + 0.6(1-0.6)\} / (0.9-0.6)^2 \fallingdotseq 28.8$

各群 29 例，両群で 58 例の標本数が必要である．

現実的な対処

実際に計算してみると，平均値や比率の差が小さすぎたり，ばらつきが大きすぎる場合には，サンプル数が膨大な数になることがわかると思います．あらかじめ検出したい差やデータのばらつきを見積もるといっても限界がありますし，さらに，実験ミスや，アンケート調査の回収率の低下，臨床試験の途中で追跡不能になる症例など，それぞれの研究の個別の事情でデータ数が減少してしまう可能性も考慮しておく必要があります．

サンプル数がかなり大きな数値になってしまった場合には現実的な対処が迫られます．パラレルデザインをクロスオーバーデザインに変えたり，多群間比較のデザインでは群数を減らして各群に割り当てるサンプル数を増やしたり，すべての群間の差を検出するのではなく，対照群との間の差だけを検出する，などの対応が考えられます．

第5章のまとめ

　パイロットスタディのやり方は研究の内容によって異なるが，一般には，本研究を小規模化して試行し，研究計画における問題点を探ることが主な目的であり，本研究の対象に近い人々を選んで行うのが望ましい．また，パイロットスタディの段階で研究計画を文書でまとめたり，得られたデータを利用して，統計ソフトを用いてさまざまな解析を試みた上で本研究で用いる統計解析法を決めておき，有意差を得るために必要なサンプル数を算出しておく．

6 研究デザインに合った統計手法を選ぶ

苦手な統計解析

　健康診断受診者の中からランダムに選んだ30人にパイロットスタディ用の調査票を送り終え，回答が返ってくるのを待つだけとなったAさんは来年の学会の予定などを気にする余裕も出てきました．演題申し込みの期限までに結果が出揃うようにと，本研究のアンケート調査にかけることができる時間を逆算したりしているうちに，当初から頭の隅に薄もやのようにかかっていた心配の種，統計解析の問題が今や暗雲となっておおいかぶさってきました．とりあえずデータを集めてから統計学が得意な先輩のCさんにでも相談に行こうと思ってはいるのですが，後からこうすべきだった，ああすればよかったなどと後悔したくありません．
　かといってまだ始めてもいない研究データのことで先輩を煩わすのも気が引けるしなあ……

　とりあえずデータを集めておいて，統計解析のことは後から考えようとする研究者が多いのですが，これは誤りです．研究をデザインする段階で研究目的に合った統計手法を選び，手法に合ったデータのとり方をしなければなりません．パイロットスタディの段階では試行錯誤しながら解析しますが，検証的な研究ではどの統計解析法を用いるかを計画段階で決めておくのが原則です[注]．結果が出てからいろいろな検定法を試して有意差が出たものを採用するのではなく，事前に定めた方法によって仮説が

脚注：臨床試験のための統計学的原則（http://www.pmda.go.jp）

検証されればそれだけ信憑性が増すことになります．

魚の摂取量と血清脂質の解析

Aさんは最近1ヶ月間の魚の摂取量を6段階に分けて順序カテゴリ変数とし，これを予測因子（原因）とし，血清コレステロール（総，LDL，HDL），トリグリセリドなどの血清脂質濃度（結果）との関係を探ろうとしています．

魚の摂取量のカテゴリ（回／月）
1. 全く食べない
2. 1ヶ月に1－3回程度
3. 1週間に1回程度
4. 1週間に2－3回程度
5. 1週間に4－5回程度
6. ほぼ毎日

	A	B	C	D	E
1	名前	年齢	性別	総コレステロール	魚の摂取量
2	A	53	m	294	2
3	B	34	f	190	4
4	C	78	f	251	3
5	D	25	m	167	2
6	E	41	m	225	6
7	F	58	f	239	3
8	G	26	f	195	5
9	H	19	f	186	4
10	I	47	m	204	3
11	J	71	m	209	3
12	K	36	m	211	4
13	L	49	f	298	1
14	M	19	m	184	5
15	N	29	m	253	4
16	O	43	f	247	3
17	P	36	f	195	6
18	Q	51	m	264	4
19	R	43	f	251	3
20	S	71	m	208	4
21	T	62	m	305	2

しかし，単純に魚の摂取量と血清脂質濃度の関係を解析するだけでいいんだろうか？　最近の食生活の変化を考えれば，魚の摂取量の少ない群に若い層が偏っている可能性があるが，調査票を集計し終えるまでそれぞれの群の年齢構成がどうなっているのかわからない．一方，血清脂質濃度は年齢や性別によって変化する．例えば総コレステロールは思春期ごろまでは低値を示すが，加齢とともに増加し，男性では40歳を過ぎると漸減傾向を示し，女性は閉経後に急速に増加し60歳代でピークを迎えるとされている．ということは，6段階で測定した魚の摂取量と血清脂質濃度の間になんらかの関係が見出されたとしても，それは純粋に魚食が原因なのか，年齢や性別が影響したのか区別できないことになる．
　さて，どうしたものか……．

医学研究の統計解析は複雑

　Aさんの研究の主目的は魚の摂取量を予測因子，血清脂質濃度をアウトカムとして因果関係を証明することですが，Aさんが懸念しているとおり，これら2つの変数の関係を求めるという単純な解析だけで事は済みそうにありません．

　これまでに述べたように，研究目的に合ったデザインを選び，研究デザインに合わせて適切に対象を選び，パイロットスタディにより十分なサンプル数を確保するよう努力したとしても，人間を対象とした医学研究で扱われる測定値にはさまざまな因子が複雑に影響するため，試験管内の実験や動物モデルによる研究に比べてなかなかクリアカットな結果が得られません．データと悪戦苦闘しているうちに，とにかく論文にしたい，そのためにはどこかで有意差が出て欲しいという思惑が優先されて，研究者独自の考え方で統計解析が行われ，一層混乱した結果が報告されている研究が多々あります．

　もちろん，他の研究と同じようなデザイン，同じような測定項目で行われた研究であっても，見方を変えてこれまで誰も行わなかったような解析方法で新たな結果を得ることは可能です．しかし，注意しておかなければならないことは，サンプル数が余り多くない場合には偶然，極端なデータが得られる場合があるということです．まず，一般的な解析方法で，これまで行われてきた他の研究の結果との一致点や相違点を明らかにしておかなければ，せっかくのオリジナリティのある解析結果も一般化するこ

とができません．そのためにはそれぞれのデザインでよく用いられる定石的な解析法を知っておく必要があります．

　本章では，Aさんのデータの一部，および参考論文の例を用いて，研究デザインやデータの属性に合った統計解析法の選び方，および，用いる解析法に合わせたデータの取り方について述べます．

6.1. 1変量解析─記述統計

6.1.1. ベースライン特性

　人間を対象とする研究では，どのようなデザインの研究であっても，まず研究対象の集合としての性質を示す必要があります．年齢や性別，罹病歴，重症度などのベースライン特性（baseline characteristics），あるいは背景因子（background factors）を要約し，表にして示すことを記述統計（descriptive statistics）といいます．記述統計はそれぞれの項目ごとに1つの変数だけを扱っているので1変量解析（univariate analysis）と呼ばれます．ベースライン特性の記述においてもっとも重要なことは対象の偏りをチェックすることです．

データの要約

　対象をいくつかの群に分けて比較する研究では群ごとにベースライン特性を記述します．連続量を要約するには，データの中心性と散らばり具合を記述することでデータの全体像を表します．データが正規分布している場合は平均値（mean）と標準偏差（standard deviation, SD），または標準誤差（standard error of mean, SEM）で，正規分布していない場合は中央値（median）と四分位範囲（interquartile range）で表すのが一般的です．データが離散量の場合は，度数（frequency），あるいは各カテゴリの全体における割合（proportion）を求めます．絶対に省いてはいけないのがサンプル数（sample size, n）です．P値や信頼区間，相関係数など，すべての統計解析結果はサンプル数に依存します．この値が書かれていない解析は信頼することはできません．

群間でベースライン特性が異なる場合

　研究目的とする変数以外はできるだけ群間で均一になっているのが理想的です．動物実験や大規模なランダム化比較試験（RCT）ではこの条件はほぼ満たされていることが多いのですが，対象数がそれほど多くないRCTや，ケース・コントロール研究，あるいはAさんの研究のように研究者が独自にカテゴリ（魚の摂取量）を設定した研究では，群間ですべての測定項目を偏らないようにするのはかなり難しいことです．

　個々のベースライン特性が群間で異なっていたり，変化の傾向が見られる場合は，

研究目的とする変数の解析に影響を与える可能性があります．例えば，Aさんの研究における「年齢」や「性別」のように，予測因子：「魚の摂取量」とアウトカム：「血清脂質濃度」の両方に影響を与える可能性のある因子を交絡因子（confounding factor）と呼びます．交絡因子があると，研究目的とする変数の間に全く因果関係がなくても，見かけ上関係があるようにみえたり，逆に，あるはずの因果関係が検出できなくなってしまうことがあるので，交絡因子の影響を調整できる多変量解析（→ p. 104）を用いる必要があります．

6.1.2. ベースライン特性の記述例

論文⑬

Descriptive statistics, mean (sd) or number (%), selected variables by country, men and women combined, INTERMAP, 1996-1999

Variable	Japan (n=1,145)	P. R. China (n=839)	UK (n=501)	USA (n=2,195)	All (n=4,680)
	Mean (sd)	Mean (sd)	Mean (sd)	Mean (sd)	Mean (sd)
Age (years)	49.4 (5.3)	49.0 (5.8)	49.1 (5.6)	49.1 (5.4)	49.2 (5.5)
Systolic BP (mm Hg)	117.2 (13.8)	121.3 (17.4)	120.4 (14.6)	118.6 (13.9)	118.9 (14.7)
Diastolic BP (mm Hg)	73.6 (10.3)	73.2 (10.2)	77.3 (9.9)	73.4 (9.7)	73.8 (10.0)
Total Omega-3 PFA (% kcal)	1.35 (0.38)	0.55 (0.37)	0.73 (0.26)	0.75 (0.31)	0.86 (0.44)
…	…	…	…	…	…

(Hypertension 2007, 50: 313)

食物中の多価不飽和脂肪酸（PFA）摂取量と血圧の関係を調べた国際チームによる横断的研究におけるベースライン特性の記述．以後，4カ国のデータがまとめて解析されているのでベースライン特性の記述においても国の間で比較は行われていない．

論文⑭

Mean baseline characteristics of participants in the BBC diet trials allocated to different diet regimens. Values are mean (SD)

Characteristic	Atkins diet (n=57)	Weight Watchers (n=58)	Slim-Fast (n=59)	Rosemary Conley (n=58)	Controls (n=61)
Age (years)	40.9 (9.7)	39.9 (10.9)	38.9 (10.7)	40.6 (10.3)	40.8 (9.6)
Weight (kg)	90.3 (12.7)	88.8 (13.3)	90.1 (14.1)	89.8 (12.9)	87.9 (13.5)
Body mass index (kg/m^2)	31.9 (2.2)	31.2 (2.7)	32.2 (3.0)	31.6 (2.6)	31.5 (2.9)
…	…	…	…	…	…

(BMJ 2006, 332: 1418)

4つのダイエットプログラム群（＋対照群）の効果を比較したランダム化比較試験におけるベースライン特性の記述．測定された個々の項目の群間での検定結果は示されていないが，ベースライン時の体重を共変量（→ p.104）として調整して，経時的な体重減少の解析が行われている．

論文⑮

Baseline characteristics of men with incident MI and matched controls during 6 years of follow-up

Characteristics	Cases (n=266)	Controls (n=532)	P value
Age, mean (SD), y	65.2 (8.3)	65.2 (8.3)	
Current smoker	32 (12.4%)	64 (12.4%)	
Body mass index, mean (SD)	26.2 (3.5)	25.7 (3.5)	0.06
Major ancestry			
White	251 (94.4%)	503 (94.6%)	0.91
African American	0	2 (0.4%)	0.56
Asian	1 (0.4%)	3 (0.6%)	0.99
Other	5 (1.9%)	7 (1.3%)	0.55
…	…	…	…

(JAMA 2004, 291: 1730)

アディポネクチン[注]の濃度と心筋梗塞のリスクの関係を調べたコホート内ケース・コントロール研究におけるベースライン特性の記述．対象は採血日，年齢および現在喫煙者か否か

脚注：脂肪細胞が分泌する生理活性物質の一種．傷ついた血管を修復したり，マクロファージの血管壁への接着やLDLコレステロールの貪食を抑制するなどの作用を有し，動脈硬化を防ぐ物質と考えられている．

によりマッチングされている．その他の変数に対して，ケースとコントロール間で検定を行い，P値を求めている．以後の解析ではP値が小さい変数による影響を調整している．

論文⑯

Characteristics of the 21275 study participants according to egg consumption

	Egg consumption					
	<1/wk (n=4527)	1/wk (n=6621)	2-4/wk (n=6971)	5-6/wk (n=1419)	1/d (n=1473)	>2/d (n=264)
Age, y	53.0±9.3	53.4±9.3	53.6±9.5	54.0±9.4	57.1±10.2	55.7±9.9
Body mass index, kg/m^2	24.5±2.7	24.7±2.7	24.9±2.7	25.2±2.9	24.9±3.1	25.2±3.4
High cholesterol, %	13.7	12.2	11.3	10.8	10.8	9.1
…	…	…	…	…	…	…

(Circulation, 2008, 117: 512)

　卵の摂取量（6段階のカテゴリ）で対象を群分けし，心疾患の発症との関係を調べた前向きコホート研究におけるベースライン特性の記述．卵の摂取量と個々の変数との間でみられる用量依存関係について考察し（群間での検定は行っていない），以後の解析ではそれらの変数による影響を調整している．

6.2. 2変量解析—基本的統計解析

交絡因子がなければ

　研究目的やデザインの違いはあっても，分析的研究の多くは因果関係を探るものです．そのような研究では原因と思われる因子と，その結果と思われる因子という，2変数の関係を調べることが主目的になります．対象が均一な動物実験や，大規模なランダム化比較試験（RCT）などにおいて，特に調整すべき交絡因子がない場合には，単純に2つの変数の関係を調べる2変量解析（bivariate analysis）が用いられます．観察研究やランダム化が不十分な介入研究では交絡因子の調整が必要となり，次節で述べる多変量解析（→ p.104）が用いられます．そのような研究においても，交絡因子の可能性のある項目の探索や，調整しない場合との比較のために2変量解析が併用されることがあります．

6.2.1. 関連性を探る

　2つの変数が連続量，あるいは順序カテゴリ変数の場合，どちらが原因でどちらが結果であるかということは問わず，2変数の関連性の有無を調べたい時には相関分析を行い，相関係数（correlation coefficient）を求めます．主に横断的研究で用いられます．

　一方の変数（例えば，魚の摂取量）の増加に従って，他方の変数（例えば，総コレステロール値）が単調に増加，または減少する場合に有効ですが，2相性の変化などには不向きです．解析の前に必ず散布図（**図6.1**）を描いて変化のパターンや，データの測定，入力ミスなどによる外れ値がないか確認しておく必要があります．

　相関分析にはパラメトリック検定法（parametric test）とノンパラメトリック検定法（nonparametric test）があります．パラメトリック検定法の多くは，母集団の分布が正規分布に従うという仮定のもとに，母平均値や母分散などの母数を用いて検定します．そのような仮定をせずに検定を行う方法をノンパラメトリック検定法と呼びます．一般には，測定データを大きさの順に順位をつけて計算した順位統計量を用いる方法をノンパラメトリック検定と呼ぶことが多いので，他項においてもその分類に従いました．

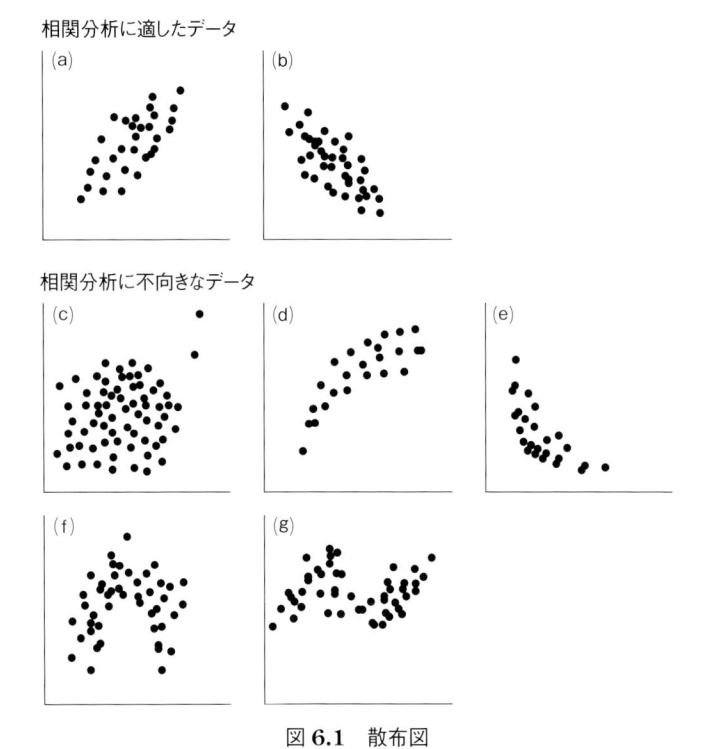

6. 研究デザインに合った統計手法を選ぶ

相関分析に適したデータ
(a) (b)

相関分析に不向きなデータ
(c) (d) (e)

(f) (g)

図 6.1 散布図

A. 相関分析の手法

	変　　数	検　定　法	解析例参照ページ
1	両方が連続量（正規分布）	ピアソンの相関（通常の相関分析）	→p.74
2	少なくとも1方の変数が連続量（非正規分布），または，順序カテゴリ変数	ノンパラメトリックな相関	→p.74

6.2.2. 因果関係を探る

　因果関係を求める研究では，関連のある2変数の間に特定の関数を仮定して回帰分析を行います．さまざまな回帰モデル（変数の関係を関数で表したもの）がありますが，もっとも単純なのが線形回帰（linear regression）です．対になった2つの変数がいずれも連続量で直線関係にあると仮定できる場合に用います．回帰直線（regression line），$y = b_0 + b_1 \cdot x$ のもっとも適合度（fitting）のよい回帰係数（regression coefficient），b_0 と b_1 を求めます．x は原因となっていると考えられる変数であり，独立変数（independent variable），y は結果と考えられる変数であり，従属変数（dependent variable）と呼ばれます[注]．

　2変数の直線性の強さを表す値が相関係数（ピアソンの相関係数）です．2変数の関係が直線的ではない場合や，従属変数が2値変数，あるいは順序カテゴリ変数の場合には別の回帰モデルや，その他の用量反応関係（dose response relationship）を求める解析手法を用います．

　注意すべきことは，2つの変数を何らかの回帰式に当てはめることができたり用量反応関係が見出されたからといって，それだけでは因果関係の証拠にはならないということです．

1）原因と結果の時間的関係（原因が先，結果が後）
2）医学的，生物学的に合理的な説明がつく（風が吹けば桶屋が儲かるという関係ではない）
3）関連のある他の研究結果と矛盾がない

などの点を考察した上で総合的に判断しなければなりません．

　2変量解析に属する回帰分析，および用量反応関係を解析する手法は，独立変数と従属変数の属性によって次ページの表のように分類されます．

脚注：独立変数を説明変数，あるいは予測変数，従属変数を目的変数，あるいは応答変数などと呼ぶこともある．

B．回帰分析および関連の手法

	独立変数＜原因＞ x	従属変数＜結果＞ y	検 定 法	解 析 例 参照ページ
3	連続量	連続量	線形回帰	→ p. 76
4	連続量	連続量	非線形回帰	→ p. 77
5	連続量，順序カテゴリ変数，2値変数	2値変数	ロジスティック回帰[注1]	→ p. 78
6	順序カテゴリ変数	2値変数	傾向性のχ^2検定[注2]	→ p. 81

6.2.3. 群間での測定値の比較

　対象を2群，あるいは3群以上に分けて群間で測定値を比較する場合には，データの属性，およびデータの対応の有無，群の数などによって統計手法を使い分ける必要があります．同一個体やマッチングされた対象からとられた1対のデータを「対応のあるデータ」と呼びます．対応のあるデザインを用いると個体差に由来するデータのばらつきが少なくなるため，研究目的とする効果が実際に存在する場合には，対応のないデザインより有意差が検出しやすくなります．

　統計ソフトによっては，群間比較においても独立変数と従属変数という用語が用いられることがあります．一般線形モデル（general linear model, GLM）[注3]では，t 検定や分散分析，線形回帰分析など，従属変数（連続量）を1次式の形（モデル式）で表現することができる解析法をまとまった体系として扱うことができるからです．例えば，ある処置をした群としない群の間で何らかの測定値を比較するデザインでは，独立変数（原因）にあたるものが「ある処置の有／無」という2値変数であり，従属変数（結果）がその処置の有無によって変動する「測定値」です．3群以上の場合も群分けの因子をカテゴリ変数と見なすことができます（参考文献11）．

脚注1：一般にロジスティック回帰とは，従属変数が2値変数の場合に用いる2項ロジスティック回帰を指すが，多項ロジスティック回帰が選択できる統計ソフト（SPSS, JMPなど）では従属変数が3つ以上のカテゴリで表された変数の場合にも用いることができる．
脚注2：「線型と線型による連関」（SPSS）など，統計ソフトによっては独自の名前が用いられていることもある．
脚注3：GLMをさらに拡張して，従属変数がカテゴリ変数の場合に用いられる解析法（ロジスティック回帰など）をまとめた体系を対数線形モデル（log-linear model）と呼ぶ．

従属変数が正規分布に従う連続量であるか否かにより，パラメトリック検定法とノンパラメトリック検定法（※の付いた手法）を使い分けます．

C．群間比較に用いられる手法

	独立変数＜原因＞ x：群分けの因子	従属変数＜結果＞ y：測定値	対応の 有無	検定法	解析例 参照ページ
7	2値変数	連続量（正規分布）	ない	対応のないt検定	→ p.83
			ある	対応のあるt検定	→ p.83
8	2値変数	連続量（非正規分布）， 順序カテゴリ変数	ない	※マン・ホイットニーの検定	→ p.86
			ある	※ウィルコクソンの符号付き順位検定	→ p.86
9	カテゴリ変数	連続量（正規分布）	ない	分散分析	→ p.86
			ある	反復測定分散分析	→ p.89
10	カテゴリ変数	連続量（非正規分布）， 順序カテゴリ変数	ない	※クラスカル・ウォリスの検定	→ p.92
			ある	※フリードマンの検定	→ p.92
11	2値変数，カテゴリ変数	2値変数，カテゴリ変数	ない	χ^2検定，フィッシャーの直接確率法	→ p.93
			ある	マクニマーの検定	→ p.94

6.2.4. アウトカムの比率の比較

疫学的な研究や臨床試験において，予測因子や介入の有無で分けた2群間で，生存/死亡，発症/非発症，有効/無効など2値変数で表されるアウトカムを比較する研究デザインでは，まずアウトカムを死亡率や疾患の発生率，治療の有効率などの比率で表し，比率の区間推定（interval estimation）を行うのが定石となっています．

区間推定とは

2つの比率の比較にはリスク差（risk difference），相対危険度（relative risk），オッズ比（odds ratio）などが用いられます．これらの値には，通常，信頼区間（confidence interval) の下限と上限を添えます．信頼区間とは母数（母平均値や母比率など，母集団の特性を表す値）が存在すると思われる範囲のことです．検定結果を P 値で表す統計的仮説検定（testing statistical hypothesis）と，信頼区間を求める区間推定は同じことを別の指標で表しているといえます．

統計ソフトでは，通常，統計的仮説検定と区間推定の結果が同時に算出されます．例えば，平均値や比率の差の推定では，95％信頼区間に 0 が含まれていなければ，また，相対危険度やオッズ比の推定の場合は 1 が含まれていなければ，統計学的仮説検定の結果が有意水準 5 ％で有意であること（P ＜ 0.05）を意味しています．99％信頼区間を用いた場合は有意水準 1 ％で検定することに相当します（参考文献 8）．

比率の比較法

まず，出現頻度（人数）をクロステーブル（cross table）の形で表し，予測因子のある群とない群，それぞれのアウトカム発生率，p_1，p_2 を計算します（**表 6.1**）．

表 6.1　2 群間でのアウトカムの発生率の比較

	予測因子のある群	予測因子のない群	合　　計
アウトカムあり	a	c	a + c
アウトカムなし	b	d	b + d
合　　計	a + b	c + d	a + b + c + d
アウトカム発生率	$p_1 = a/(a+b)$	$p_2 = c/(c+d)$	

(a, b, c, d は人数)

2 つの比率の比較に用いる指標は以下のように算出します．

・リスク差（risk difference）＝ $p_1 - p_2$

・相対危険度（relative risk）＝ $\dfrac{p_1}{p_2}$

・オッズ比（odds ratio）＝ $\dfrac{\dfrac{p_1}{1-p_1}}{\dfrac{p_2}{1-p_2}}$

　　　　　　　　　　　　＝ $\dfrac{ad}{bc}$

$p_1 = p_2$ の時,すなわち,リスク差が 0 の場合,あるいは,相対危険度やオッズ比が 1 の場合は群間の差がないことになります(参考文献 3).

D. アウトカムの比率を比較する手法

	独立変数＜原因＞ x：予測因子の有無	従属変数＜結果＞ y：アウトカムの有無	検 定 法	解 析 例 参照ページ
12	2値変数	2値変数	比率の区間推定	→ p.95

6.2.5. アウトカムが起きるまでの時間の比較

　致死的な疾患に対する治療の効果を生存/死亡というアウトカムで評価する研究では,長期間の追跡が必要であり,対象の研究開始時点をそろえることができないので,研究が終了し観察を打ち切った症例や,途中で追跡が不可能になり生死不明の症例が多くなります(図 **6.2**).すべての対象を一定期間観察し,群間でアウトカムの比率を比較するデザイン(6.2.4. アウトカムの比率の比較)では,このような症例を解析に加えることができません.

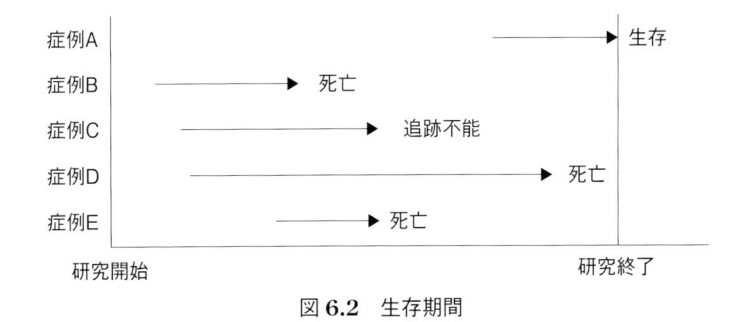

図 **6.2**　生存期間

　解析対象をできるだけ多くしたい場合には,それぞれの患者の治療の開始時点を起点とし,生存時間を x 軸に,各時点での累積生存率が y 軸に描かれるカプラン・マイヤー生存曲線(Kaplan-Meier's survival curve)(→ p.99)を用いた生存分析を行います.生存率だけでなく,寛解期間後の再発率,感染性疾患の潜伏期間後の発病率など,観察期間中 1 度だけ生じる事象であれば何でも時間の関数としてプロットすることができ,2 つ,あるいはそれ以上の生存曲線を比較することもできます.

E．生存分析の手法

	変　　数 x：生存時間	変　　数 y：打ち切り／非打ち切り	検　定　法	解　析　例 参照ページ
13	連続量	2値変数	カプラン・マイヤー生存曲線による生存分析	→ p.99

6.2.6. 診断法の有用性の評価

　疾患の有無や重症度，治療効果の判定などに用いるために新しい診断法を考案した研究においては，因果関係を求める一般的な臨床研究とは異なり，特定の病態をどれだけ正しく判別する能力があるかを評価することが主目的となります．

検査の有用性の指標

　まず既に確立した基準，ゴールドスタンダード（gold standard）に基づいて特定の疾患を持つ対象と持たない対象に分けます．さらに両者に対して新しい診断方法により判定を行い，2つの方法がどの程度一致しているかを調べます．新しい診断方法で測定された結果が，陽性/陰性など2値変数で表されている場合は，まず，出現頻度（人数）をクロステーブルの形で表し，以下のような検査の有用性の指標を求めます（**表 6.2**）．

表6.2　2つの検査法による陽性／陰性の人数

		新しい基準（T）		合　　計
		陽性	陰性	
確立した基準 （G）	陽性	a	c	a + c
	陰性	b	d	b + d
	合計	a + b	c + d	a + b + c + d

（a, b, c, d は人数）

確立した基準（G）で疾患を持つ群における新しい基準（T）での陽性率
　　　感度（sensitivity）＝ $a/(a + c)$
基準Gで疾患を持たない群における基準Tでの陰性率

特異度（specificity）＝ d／(b ＋ d)
基準 T で陽性の場合に基準 G で疾患を持つ確率
　　　陽性予測値（positive predictive value）＝ a／(a ＋ b)
基準 T で陰性の場合に基準 G で疾患を持たない確率
　　　陰性予測値（negative predictive value）＝ d／(c ＋ d)
基準 T で陽性の場合の尤度比
　　　陽性尤度比（positive likelihood ratio）＝感度／(1 －特異度)
基準 T で陰性の場合の尤度比
　　　陰性尤度比（negative likelihood ratio）＝（1 －感度）／特異度

　新しい診断法（基準 T）が完全であれば感度，特異度，陽性予測値，および陰性予測値はいずれも 1 になります．これらの値が 1 に近いほど，また，陽性尤度比（基準 T で陽性だった時，この検査で陰性だった場合と比べて疾患を有している確率）が大きく，陰性尤度比（基準 T で陰性だった時，この検査で陽性だった場合と比べて疾患を有している確率）がゼロに近い値をとれば，この診断法の有用性は高いと言えます．

受信者操作特性曲線（ROC）
　結果が連続量として得られる場合は，一定の値で 2 分割しカテゴリ化すると 2 値変数の場合と同様に感度と特異度を求めることができます．分割に用いる値をカットオフ（cutoff）値と呼びます．この値を変更すると疾患を持つと判定される陽性率が変ると同時に，疾患を持たない群における偽陽性率も同じ方向に変化します．つまり，感度を高めようとすれば特異度が低下してしまい，逆に特異度を上げれば感度が下がります．最適な感度と特異度をもたらすカットオフ値を決定するために，カットオフ値を少しずつ変えて，横軸が偽陽性率，すなわち（1 －特異度），縦軸が真陽性率（感度）のグラフにプロットします．これを受信者操作特性曲線（receiver operating characteristic curve, ROC）（**図 6.3**）と呼び，この形からその診断法がどの程度病態を識別する能力があるかを評価することができます．

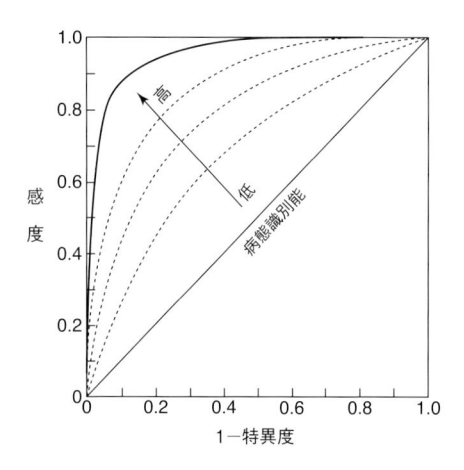

図 6.3　受信者操作特性曲線（ROC）

F．検査法の有用性を評価する手法

	変　　数 x：確立した診断法による結果	変　　数 y：新しい診断法による結果	検　定　法	解　析　例 参照ページ
14	2値変数	2値変数	感度と特異度の算出	→ p. 101
15	2値変数	連続量	ROCによるカットオフ値の算出	→ p. 102

◆2変量解析のためのデータのとり方と結果の解釈

　統計ソフトを用いたデータの入力形式，および検定結果（一部）の出力例には，SPSS，JMPおよびPrismを使用し，できるだけ共通の形式を示していますが，統計ソフトによっては入力方法や出力される内容が異なったり，全く含まれていないものもあります．それぞれのソフトに関する情報は参考文献11，および各統計ソフトメーカーのホームページなどを参考にしてください．

A. 相関分析の手法

（1）ピアソンの相関（Pearson's correlation）

単に相関（correlation）と呼ばれることもあります．2変数がともに連続量で正規分布している場合に用います．相関係数（correlation coefficient），rは－1から＋1の間にあり，r＞0であれば正の相関，r＜0であれば負の相関があるといいます（参考文献9）．

《データの入力形式》

変数1（連続量：正規分布）と変数2（連続量：正規分布）を入れ替えてもよい．

No.	変数1 年齢（歳）	変数2 総コレステロール（mg／dl）
1	53	294
2	34	190
3	78	251
4	25	167
5	41	225
…	…	…

《検定結果の出力例》

相関係数：r ＝ 0.499，P ＝ 0.024

✚ 2変数の間に，有意な正の相関（直線関係）が認められる

（2）ノンパラメトリックな相関（nonparametric correlation）

2変数のいずれかが正規分布に従わない場合や順序カテゴリデータの場合にはノンパラメトリックな相関係数を用います．スピアマンの順位相関係数（Spearman rank correlation coefficient）やケンドールの順位相関係数（Kendall rank correlation coefficient）があります．いずれの相関係数も－1から＋1の間の値をとり，正の値であれば一方の変数の順位が高くなると他方の変数の順位も高くなる，負の値なら一方の変数の順位が高くなると他方の変数の順位が低くなることを表します（参考文献9）．

《データの入力形式》

変数1（順序カテゴリデータ）と変数2（連続量）を入れ替えてもよい．

A. 相関分析の手法

No.	変数1 魚の摂取量	変数2 総コレステロール(mg/dl)
1	1	294
2	4	190
3	2	251
4	5	167
5	1	225
…	…	…

検定結果の出力例

スピアマンの順位相関係数：$\rho = 0.620$，$P = 0.007$
ケンドールの順位相関係数：$\tau = 0.474$，$P = 0.003$
✚ 2変数の間に，有意な順位相関（一方の変数の順位が高くなると他方の変数の順位も高くなる関係）が認められる

B. 回帰分析および関連の手法

（3）線形回帰（linear regression）

　対になった2つの変数がいずれも連続量で直線関係にあると仮定できる場合に用います．2つの変数のうち他方の変化の原因となっていると考えられる変数や，研究者が任意に指定したり制御して一定条件で固定できる変数を独立変数とします．2つの変数を入れ替えると回帰係数は変りますが相関係数は変りません（参考文献9）．

（3-1）対になった2変数の関係を求める場合

データの入力例

独立変数が連続量，従属変数が連続量

No.	独立変数：x 年齢（歳）	従属変数：y 総コレステロール（mg/dl）
1	53	294
2	34	190
3	78	251
4	25	167
5	41	225
…	…	…

検定結果の出力例

　回帰直線：y = 176.67 + 1.17 x

　相関係数：r = 0.499（決定係数：r^2 = 0.249）

	回帰係数	t	P	95%信頼区間	
				下限	上限
切　片	176.67	7.740	< 0.0001	128.72	224.63
年齢（傾き）	1.17	2.442	0.025	0.16	2.18

✚決定係数は，総コレステロールの変化のうち24.9%が年齢によって説明され，データの回帰直線からのずれ（ばらつき）は年齢以外の要因によることを表す．傾きの回帰係数が有意（P = 0.025）であることから，年齢と総コレステロール値の間に直線的な関係があるといえる．

(3-2) 用量反応関係を求める場合

薬剤の用量などをいくつかの段階に固定して,複数の個体でその反応を求める実験研究でも,用量を独立変数,観察された反応を従属変数として回帰直線を求めることができます(薬剤の用量反応関係やバイオアッセイ法における検量線などは直線にならないことが多いが,用量,xを対数変換することにより線形回帰に持ち込める場合がある. その場合は用量が0だと対数がとれなくなるので,便宜的に,小さい数値に変える).

データの入力例

独立変数が連続量,従属変数が連続量

No.	独立変数:x 魚油(g/day)	従属変数:y 総コレステロール(mg/dl)
1	0	294
2	0	190
3	0	251
4	0.4	167
5	0.4	225
6	0.4	239
7	0.8	195
8	0.8	186
9	0.8	204
…	…	…

検定結果の出力形式

3-1と同じ.

(4) 非線形回帰 (non-linear regression)

非線形回帰とは厳密には線形関数ではない回帰式を用いるものを指しますが,広義で,直線ではなく曲線にあてはめるものすべてを含めることもあります. 統計ソフト(SPSS, JMP, Prismなど)に組み込まれているいくつかの回帰式の中から適合しそうなものを指定し,まず初期値を入れて曲線を描き,曲線が実際のデータの点に近づくよう係数を少しずつ修正してもっとも適合度のよい回帰式が得られるようになっています(多項式回帰や指数回帰は別の方法を用いており初期値をいれる必要はない).

薬剤や刺激による用量反応関係の解析用に，化学的，あるいは生物学的な意味のある数式に従う曲線に回帰するコンピュータプログラム（Prismなど）も作られており，薬物の50％有効濃度（EC_{50}値）や酵素の反応速度パラメータ（V_{max}, K_m），受容体に対するリガンドの結合パラメータ（B_{max}, K_d）などを求めることもできます（参考文献5, 11）．

データの入力例

線形回帰（3-1）と同じ．

検定結果の出力例

2次式を指定した場合

回 帰 式：$y = 67.95 + 6.48\,x - 0.06\,x^2$

決定係数：$R^2 = 0.430$

	回帰係数	t	P	95％信頼区間	
				下限	上限
年齢（1次項）	6.476	2.783	0.013	1.567	11.385
年齢（2次項）	− 0.056	− 2.320	0.033	− 0.107	− 0.005

✛決定係数，R^2は線形回帰の場合と同様，従属変数の変化のうち，独立変数によって説明される割合を表す（線形回帰以外は相関係数の2乗と等しくならない）．2次項の回帰係数が有意（P = 0.033）であることから，年齢と総コレステロール値の関係は2次式にあてはまりがよいといえる．

（5）ロジスティック回帰（logistic regression）

薬剤の有効／無効や，疾患による生存／死亡など，2値変数で表されたアウトカムを従属変数とする場合には，アウトカムが起こる確率，pと，起こらない確率，1 − p，の比，p／（1 − p）をオッズ（odds）と呼び，この値の対数と独立変数との関係をモデル化したロジスティック回帰モデル（logistic regression model）を用います．モデルの傾きの係数の指数，Exp（傾きの係数）は，独立変数，xが1単位増加した時のオッズ比（odds ratio）を表しています．この値からオッズの相対的な増加，例えば，疾患の発症確率がおおよそ何倍に増えるかが求まります（参考文献3）．

（5－1）独立変数が連続量の場合

データの入力例

独立変数が連続量，従属変数が2値変数

No.	独立変数：x ベースライン時の 総コレステロール(mg/dl)	従属変数：y 冠動脈疾患の有/無
1	294	有
2	190	無
3	251	無
4	167	有
5	225	無
…	…	…

検定結果の出力例

	モデルの 傾きの係数	χ^2	P	Exp（傾き の係数）	95%信頼区間	
					下限	上限
総コレステロール	0.031	3.989	0.046	1.032	1.001	1.064

他に，切片項，Exp（切片項），尤度比検定の結果などが求まる．

✚ 総コレステロールが，ある値から1 mg/dl増加した時の冠動脈疾患発症のオッズ比が1.032であることを表す．実際には，臨床的に意味があると思われる単位，例えば，20mg/dl増加した時のオッズ比とその信頼区間を求め，冠動脈疾患の危険因子としての大きさを見積もる．この場合，Exp（0.031 × 20）= 1.859，つまり，発症確率が約1.9倍に増える．

(5-2) 独立変数が順序カテゴリ変数の場合

データの入力例

順序カテゴリデータは直線的な変化をすると仮定し[注]，連続量と同じ扱いをする．

魚の摂取量のカテゴリ（回／月）

全く食べない	：	0
1ヵ月に1～3回程度	：	2
1週間に1回程度	：	4
1週間に2～3回程度	：	10
1週間に4～5回程度	：	20
ほぼ毎日	：	30

No.	独立変数：x 魚の摂取量	従属変数：y 冠動脈疾患の有／無
1	1	有
2	10	無
3	4	無
4	2	有
5	30	無
…	…	…

検定結果の出力例

	モデルの 傾きの係数	χ^2	P	Exp（傾き の係数）	95％信頼区間	
					下限	上限
魚の摂取量	-0.065	1.348	0.246	0.937	0.839	1.046

☞ 魚の摂取量が，ある値から1単位（回／月）増加した時の冠動脈疾患発症のオッズ比は0.937である（摂取量が1回／月増えると発症確率が約6％下がる）が，95％信頼区間に1が含まれるので有意差がない．

脚注：直線性を仮定しにくい順序カテゴリ変数は，カテゴリ数がK個の場合，まず1, 2, ……Kと順位をつけておき，次にダミー変数（0, 1）を定義して，K-1個の2値変数の組み合わせに変換する．自動的にこのような変換が行われる統計ソフト（SPSSなど）もある．基準となるカテゴリを指定しておけば，他のカテゴリとの間でそれぞれのオッズ比が得られる（参考文献3）．

(5-3) 独立変数が2値変数の場合

データの入力例

No.	独立変数：x 喫煙の有/無	従属変数：y 冠動脈疾患の有/無
1	無	無
2	無	有
3	有	有
4	有	有
5	無	無
…	…	…

検定結果の出力例

	モデルの 傾きの係数	χ^2	P	Exp（傾き の係数）	95％信頼区間	
					下限	上限
喫煙の有無	0.733	4.666	0.031	2.081	1.070	4.045

✛非喫煙者に対して，喫煙者の冠動脈疾患発症のオッズ比が2.081であり，喫煙者は非喫煙者に比べて発症確率が約2倍高い．比率の区間推定を用いても同じ結果が得られる（→ p.95）．

(6) 傾向性の χ^2 検定（χ^2 test for trend）

χ^2 分布を利用する本法は，通常の χ^2 検定（☞ p.93）を「独立性の χ^2 検定」と呼ぶのに対してこのように呼ばれています．コクラン・アーミテージ法（Cochran-Armitage test）や拡張マンテル法（Mantel-extension test）も，利用する確率分布が異なるだけでほとんど同じ検定法です．離散量の用量反応関係を検定することができます（参考文献3）．

データの入力例

独立変数が順序カテゴリデータ（数字は単なる順序を表す），従属変数が2値変数の場合

No.	独立変数：x 魚の摂取量	従属変数：y 冠動脈疾患の有/無
1	1	有
2	4	無
3	2	無
4	5	有
5	1	無
…	…	…

検定結果の出力例

χ^2 for trend = 5.062，P = 0.025

✚魚の摂取量により分けた6群全体として冠動脈疾患発症との間に用量反応関係がある．

C. 群間比較に用いられる手法

（7－a）対応のない t 検定（unpaired t test）

　性別や人種など対象に元々備わっている性質や，薬剤投与や外科的な処置など研究者が加えた操作の有無によって対象を2群に分け，平均値を比較します．両群のデータ数は異なっていてもかまいません（参考文献9）．

データの入力例

独立変数（群分けの因子）が2値変数（対照薬／試験薬），従属変数が連続量（総コレステロール：正規分布）

No.	独立変数：x （群分けの因子） 薬剤の種類	従属変数：y 総コレステロール（mg/dl）
1	対照薬	294
2	試験薬	190
3	試験薬	251
4	対照薬	167
5	試験薬	225
…	…	…

検定結果の出力例

平均値の差	t	P	95％信頼区間	
			下限	上限
15.8	0.864	0.399	－22.60	54.20

✚試験薬群と対照薬群の間で総コレステロール値に有意差がない（$P = 0.399$，95％信頼区間に0が含まれる）．

（7－b）対応のある t 検定（paired t test）

　性別，年齢，疾患の重症度など，データに影響を与えそうな因子が似た個体同士をペアリングしたり，同一個体から取られたデータの平均値の比較をします．1：1の対応があるデータに用いるので両群同数となります．統計ソフトへのデータの入力方法が，対応のないデータの場合と異なることに注意（参考文献9）．

(7-b-1) ペアリングした個体の場合

データの入力例

独立変数（群分けの因子）が2値変数（疾患の有/無），従属変数が連続量（総コレステロール：ペア間の差が正規分布）

ペア No.	総コレステロール（mg/dl）	
	疾患有	疾患無
1	255	294
2	214	190
3	230	251
4	219	167
5	264	225
…	…	…

検定結果の出力例

ペア間の差の平均値	t	P	95％信頼区間	
			下限	上限
19.40	2.264	0.036	1.46	37.34

➜疾患の有無により総コレステロール値に有意差がある．

(7-b-2) 同一個体において処置の前後でデータを得る場合（自己対照研究）

処置の前後で疾患の重症度などによるデータの変動（時期効果）がないと考えられる場合，データの変化は処置の効果のみによるものであると仮定します．

データの入力例

独立変数（群分けの因子）が2値変数（薬剤投与無/有），従属変数が連続量（総コレステロール：同一個体内の差が正規分布）

個体 No.	総コレステロール (mg/dl)	
	薬剤投与前 (薬剤無)	薬剤投与後 (薬剤有)
1	255	294
2	214	190
3	230	251
4	219	167
5	264	225
…	…	…

検定結果の出力形式

7－b－1と同じ．

(7－b－3) 同一個体に2種類の処置を行う場合（クロスオーバーデザイン）

処置の順序をランダム化することにより時期効果を除いて，処置の効果のみを比較することができます．

データの入力例

独立変数（群分けの因子）が2値変数（対照薬/試験薬），従属変数が連続量（総コレステロール：同一個体内の差が正規分布）

個体 No.	総コレステロール (mg/dl)	
	対照薬	試験薬
1	255	294
2	214	190
3	230	251
4	219	167
5	264	225
…	…	…

検定結果の出力形式

7－b－1と同じ．

(8-a) マン・ホイットニーの検定 (Mann-Whitney test)

対応のない t 検定は正規分布が仮定できるデータに対して用いますが、そのような仮定をせずに比較する方法がマン・ホイットニーの検定です。ノンパラメトリックな対応のない t 検定と考えることができます（参考文献9）。

▶ データの入力形式

対応のない t 検定（7-a）と同じ。

▶ 検定結果の出力形式

U = 41.5, 同順位補正後の z = − 0.643, P = 0.520
中試験薬群と対照薬群の間で総コレステロール値に差がない。

(8-b) ウィルコクソンの符号付き順位検定 (Wilcoxon's signed rank test)

対応のある t 検定に相当するノンパラメトリック検定法です（参考文献9）。

▶ データの入力形式

対応のある t 検定（7-b-1）と同じ。

▶ 検定結果の出力形式

同順位補正後の z = 2.184, P = 0.029
中疾患の有無により総コレステロール値に差がある。

(9-a) 分散分析 (analysis of variance)

群分けの因子が1つの場合は1元配置分散分析（one way analysis of variance）と呼びます。分散分析では群分けの因子のカテゴリ数を水準（level）と呼びます。1因子2水準の分散分析は対応のない t 検定（→ p.83）と同じです。1因子3水準の場合は3群間で平均値の比較をするデザインです。群分けの因子が2つの場合は2元配置分散分析（two way analysis of variance）を用います。各群のデータ数は異なっていてもかまいません（参考文献9）。

分散分析では「すべての群の母平均値は等しい」という帰無仮説を検定しますので、検定結果が有意だった場合には、「いずれかの群が他の群と異なっている」という結論しか得られません。「どの群とどの群の間に差があるか」を知るためには特定の群と群の組み合わせを作って2群間の検定を行う必要があります。2群間の検定を何回も繰り返してい

るうちに，真の差がないにもかかわらず，偶然有意差が出てしまうという多重性（multiplicity）の問題が生じますので，これを回避するためには実験系全体の有意水準をあらかじめ設定された値に保って検定を行わなければなりません．

このような場合に用いられるのが多重比較（multiple comparisons）です．すべての群を総当たりで2群間比較する以外に，特定のカテゴリを対照群として残りの群と比較するダネット法（Dunnett's test）や，単調に増加したり，減少したりするデータに用いるウィリアムズ法（Williams' test）などがよく用いられます．分散分析の後に行うことが多いのですが，ほとんどの手法は単独で用いることもできます（参考文献6）．

（9−a−1）群分けの因子が1つの場合（1元配置分散分析）

データの入力例

独立変数がカテゴリデータ（対照薬/薬剤A/薬剤B），従属変数が連続量（総コレステロール：正規分布）

No.	独立変数：x （群分けの因子） 薬剤の種類	従属変数：y 総コレステロール（mg/dl）
1	対照薬	294
2	薬剤B	190
3	対照薬	251
4	薬剤A	167
5	薬剤A	225
6	対照薬	239
7	薬剤B	195
8	薬剤A	186
…	…	…

検定結果の出力例

分散分析表

	自由度	平方和	平均平方	F	P
薬剤	2	13158.33	6579.17	5.470	0.012
残差	21	25259.63	1202.84		

⇨ 3つの薬剤群の総コレステロール値のいずれかが他の群と異なっている．

多重比較（ダネット法）：

	平均値の差	P	95%信頼区間	
対照薬 vs 薬剤A	− 52.50	0.012	− 93.60	− 11.40
対照薬 vs 薬剤B	− 46.25	0.027	− 87.35	− 5.15

⇨ 対照薬群と薬剤A群，対照薬群と薬剤B群の間で，総コレステロール値に差がある．

(9-a-2) 群分けの因子が2つの場合（2元配置分散分析）

2種類の薬剤を併用した時の効果を調べたい時，例えば，対照群，薬剤A群，薬剤B群，薬剤A＋薬剤B群の4群比較を行う場合，4水準の1元配置分散分析を誤用しがちですが，このような薬剤の相互作用などを調べる研究では2×2要因デザイン（→ p.31）を用いて2つの要因の交互作用（interaction）を調べなければなりません．

2元配置分散分析を用いると，誤差による変動部分に埋もれている要因間の交互作用による変動部分を分離することができます．交互作用に対して，単独の要因（薬剤AおよびB）によるそれぞれの変動のことを主作用(main effect)と呼びます．交互作用がなければ薬剤AとBの併用効果は相加作用であり，交互作用があれば相乗作用であると考えられます（参考文献9）．

データの入力例

No.	独立変数：x_1 （群分けの因子1） 薬剤Aの有無	独立変数：x_2 （群分けの因子2） 薬剤Bの有無	従属変数：y 総コレステロール（mg／dl）
1	無	無	294

2	有	有	190
3	有	無	251
4	有	有	167
5	無	有	225
6	有	無	239
7	有	無	195
8	有	有	186
…	…	…	…

検定結果の出力例

　薬剤 A（主作用）：　　F = 5.099，P = 0.035
　薬剤 B（主作用）：　　F = 8.181，P = 0.010
　薬剤 A，B の交互作用：F = 0.153，P = 0.700
　　　　　　　　（分散分析表として出力）

✚薬剤 A，薬剤 B，それぞれ単独の効果はあるが，交互作用はない（薬剤 A と B の効果は相加的）．

(9－b) 反復測定分散分析（repeated-measures analysis of variance）

　同一個体から取られた対応のある3つ以上の連続量の比較には反復測定分散分析を用います．各群のデータの数は同数である（欠測値がない）ことが条件です．反復測定分散分析では，通常の分散分析の場合と同様，「すべての群の母平均値は等しい」という帰無仮説を検定しますので，検定結果が有意だった場合には，「いずれかの群が他の群と異なっている」という結論しか得られません．「どの群とどの群の間に差があるか」を知るためには特定の群と群の組み合わせを作って2群間の検定を行う必要がありますが，SPSSでは対応のあるデータの群間比較には対比（contrast）という方法を用いています．群間のどのような違いを検出するのが目的であるかによって，前もって対比の係数を任意に決めておきます．（参考文献11）．

(9－b－1) 同一個体に3種類の処置を行う場合（クロスオーバーデザイン）

　処置の順序をランダム化することにより，時期効果（→ p.30）を除いて処置の効果のみを比較することができます．

データの入力例

独立変数（群分けの因子）がカテゴリデータ（対照薬/薬剤A/薬剤B），従属変数が連続量（総コレステロール）

個体 No.	総コレステロール (mg/dl)		
	対照薬	薬剤A	薬剤B
1	227	204	247
2	305	186	184
3	208	211	264
…	…	…	…

検定結果の出力例

分散分析：F = 4.081，P = 0.040（分散分析表として出力）
↳ 3つの薬剤投与後の総コレステロール値のいずれかが他の群と異なっている．

対比の検定（参照カテゴリを対照薬群に設定）
　対照薬 vs 薬剤A：P = 0.019
　対照薬 vs 薬剤B：P = 0.084
↳ 対照薬と薬剤Aの間で総コレステロールに差があるが，対照薬と薬剤Bの間には差はない．

(9-b-2) 同一個体に処置を行い，経時的に3回以上データを得る場合

処置が行われない場合は時間の経過に伴うデータの変動（時期効果）がないという仮定で，処置による経時的な変化の有無を調べます．

データの入力例

独立変数（群分けの因子）が順序カテゴリデータ（処置後の時間），従属変数が連続量（総コレステロール）

個体 No.	総コレステロール (mg/dl)		
	処置前	1週間後	2週間後
1	227	204	247
2	305	186	184

3	208	211	264
…	…	…	…

検定結果の出力形式

9－b－1と同じ．

✚分散分析：処置前，1週間後，2週間後の総コレステロール値のいずれかが他の時点と異なっている．

対比の検定（参照カテゴリを処置前群に設定）：処置前と1週間後で差があるが，処置前と2週間後では差はない．

（9－b－3）経時的に得たデータを対照群と比較する場合

時間の経過に伴いデータが変動する可能性がある場合は無処置群を設ける必要があります．無処置群と処置群の個体は別で，数は異なってもかまいませんが，群内の時点毎のデータは同数である（欠測値がない）ことが条件です．処置群と時間の交互作用（→ p.88）があれば，処置によるデータの変動があるといえます．

データの入力例

独立変数（個体間）が2値変数（無処置/処置），独立変数（個体内）が順序カテゴリ変数（処置後の時間），従属変数が連続量（総コレステロール）

独立変数（群分けの因子）：処置の有無，時間

個体 No.	処 置	総コレステロール（mg/dl）		
		処置前	1週間後	2週間後
1	無	227	204	247
2	無	305	186	184
3	無	208	211	264
…	…	…	…	…
11	有	294	194	209
12	有	239	167	195
13	有	253	273	165
…	…	…	…	…

（個体 No はサンプル数により適宜）

検定結果の出力例

分散分析（分散分析表として出力）
処置の主作用： F = 0.091, P = 0.773
時間の主作用： F = 4.738, P = 0.030
処置と時間の交互作用：F = 2.127, P = 0.162

✛時間による差はあるが，処置の有無による差，および交互作用はない（時間の経過に伴う総コレステロールの変動は処置の有無とは無関係）．どの時点とどの時点との間に差があるかを知りたい場合は両群のデータを合併して対比の検定を行う．

（10－a）クラスカル・ウォリスの検定（Kruskal-Wallis test）

分散分析は正規分布が仮定できるデータに対して用いますが，そのような仮定をせずに3群以上の間で対応のないデータを比較する方法がクラスカル・ウォリスの検定です．ノンパラメトリックな分散分析と考えることができます[注1]（参考文献9）．

データの入力型式

1元配置分散分析（9－a－1）と同じ．

検定結果の出力例

同順位調整後のH = 7.485, P = 0.024
✛3つの薬剤群の総コレステロール値のいずれかが他の群と異なっている．

（10－b）フリードマンの検定（Friedman test）

反復測定1元配置分散分析に相当するノンパラメトリック検定法です[注2]（参考文献9）．

データの入力型式

反復測定1元配置分散分析（9－b－1）と同じ．

検定結果の出力例

同順位調整後の χ^2 = 2.774, P = 0.250

注1, 2：クラスカル・ウォリスの検定やフリードマンの検定の後，どの群とどの群に差があるかを知りたい時にはノンパラメトリックな多重比較（参考文献12）を用いる．

✢ 3つの薬剤投与後の総コレステロール値に差がない.

(11 − a) χ^2 検定(χ^2 test)

2つ以上の群間,2つ以上の順序がないカテゴリ変数で表したデータに用います.一方の変数と,もう一方の変数の間に関連があるのか,それとも2つの変数は独立なのかということを検定するので「独立性の χ^2 検定」(χ^2 test for independence)と呼ばれることもあります.一方の変数が低用量群,中用量群,高用量群など,順序カテゴリ変数で群分けされている場合は「傾向性の χ^2 検定」(→ p.81)を用います.

クロステーブル(cross table)の形式で各セルの出現度数を表示します.m 個のカテゴリーに分類されているデータの度数を,n 群間で比較する場合は,m × n クロステーブルといいます.「2変数は独立である」という帰無仮説が正しければ,各カテゴリーの出現比率は群間で等しく,すべての群を併合した時の値となるはずであり,そのような比率をもたらすような各セルの度数を期待値(理論値)と呼び,この値が5以上であることが χ^2 検定を用いる条件です.この条件を満たさない場合はイェーツの補正(Yates' correction)が必要です.フィッシャーの直接確率法(Fisher's exact test)による検定結果が同時に示されるソフトではこちらの値を用います.生存率や有効率などの比率の区間推定(→ p.95)を同時に行える統計ソフト(SPSS,Prism など)もあります.

◀データの入力例▶

独立変数(群分けの因子)が2値変数(喫煙の有/無),従属変数が2値変数(冠動脈疾患の有/無)

No.	独立変数:x (群分けの因子) 喫煙の有/無	従属変数:y 冠動脈疾患の有/無
1	無	無
2	無	有
3	有	有
4	有	有
5	無	無
…	…	…

(群分けの因子ごとに従属変数を度数で入力する方法もある)

検定結果の出力例

出現度数のクロステーブル

	喫　煙	非喫煙	合　計
発　症	42	31	73
非発症	28	43	71
合　計	70	74	144

$\chi^2 = 4.719$, $P = 0.030$
イェーツの補正による $\chi^2 = 4.022$, $P = 0.045$
フィッシャーの直接確率法, $P = 0.032$
中 喫煙者と非喫煙者の冠動脈疾患の発症率に差がある.

(11-b) マクニマーの検定（McNemar test）

クロスオーバーデザインで対照薬と試験薬を比較した場合や，同じ対象に対して2種類の検査をして，陽性か陰性の判定を行なった場合など，対応のある2つの2値変数の検定に用います．1：1の対応があるデータに用いるので両群同数となります（参考文献2）．

データの入力例

独立変数（群分けの因子）が2値変数（対照薬／試験薬），従属変数が2値変数（有効／無効）

個体 No.	効果の有/無	
	対照薬	試験薬
1	無効	有効
2	無効	有効
3	有効	有効
4	無効	無効
5	有効	有効
…	…	…

検定結果の出力例

$\chi^2 = 4.900$, $P = 0.027$
中 対照薬と試験薬の有効率に差がある.

D. アウトカムの比率を比較する手法
(12) 比率の区間推定

χ^2 検定（→ p.93）を行うとオプションとしてリスク差や相対危険度，オッズ比と，それぞれの信頼区間が出力される統計ソフト（SPSS，Prism など）を用いるのが簡便です．そのような出力が得られない場合は EXCEL などで計算します．オッズ比とその信頼区間に関してはロジスティック回帰（→ p.78）を用いても算出することができます．

(12 - 1) コホート研究の場合

特定の母集団からランダム抽出された標本を対象とするコホート研究では，標本の死亡率や疾患の発生率がその母集団全体としての死亡率や疾患の発生率と考えることができます．

データの入力例

独立変数が 2 値変数（喫煙の有/無），従属変数が 2 値変数（冠動脈疾患の有/無）

No.	独立変数：x （群分けの因子） 喫煙の有/無	従属変数：y 冠動脈疾患の有/無
1	無	無
2	無	有
3	有	有
4	有	有
5	無	無
…	…	…

検定結果の出力例

出現度数のクロステーブル[注]

	喫　煙	非喫煙	合　計
発　症	42	31	73
非発症	28	43	71
合　計	70	74	144

発症率，喫煙者：$p_1 = 42/70 = 0.600$，非喫煙者：$p_2 = 31/74 = 0.419$
リスク差 = 0.600 − 0.419 = 0.181
リスク差の95％信頼区間 = 0.018, 0.345（0を含まないので差がある）
✚喫煙者は非喫煙者に比べて冠動脈疾患発症確率が約18％高い．
相対危険度 = 0.600 / 0.419 = 1.432
相対危険度の95％信頼区間 = 1.030, 1.991（1を含まないので差がある）
✚喫煙者は非喫煙者に比べて冠動脈疾患発症確率が約1.4倍高い．

(12−2) ケース・コントロール研究の場合

　ケース・コントロール研究では，対象は研究目的とする特定の母集団から抽出された標本ではないので，その母集団全体としての死亡率や疾患の発生率を計算することはできません．つまり，リスク差や相対危険度を算出しても意味がないので必ずオッズ比を求めます．死亡率が小さい疾患の場合は，$1 - p_1 \fallingdotseq 1$，$1 - p_2 \fallingdotseq 1$ と近似することができ，オッズ比は相対危険度とほぼ等しくなるため両者を同等に扱うこともあります（例えばp.113　論文⑲）．

脚注：一般的なコホート研究では，サンプル数はもっと多く，冠動脈疾患の発症率はもっと低いが，11- a. χ^2検定（→p.93）および，12−2．ケース・コントロール研究の場合（→p.96）と比較できるように同じデータを使用している．

D. アウトカムの比率を比較する手法

データの入力例

独立変数が2値変数（喫煙の有/無），従属変数が2値変数（冠動脈疾患の有無：ケース/コントロール）

No.	独立変数：x （群分けの因子） 喫煙の有/無	従属変数：y 冠動脈疾患の有/無
1	無	コントロール
2	無	ケース
3	有	ケース
4	有	ケース
5	無	コントロール
…	…	…

検定結果の出力例

出現度数のクロステーブル

	喫 煙	非喫煙	合 計
ケース	42	31	73
コントロール	28	43	71
合 計	70	74	144

ケースの比率，喫煙者：$p_1 = 42/70 = 0.600$，非喫煙者：$p_2 = 31/74 = 0.419$

オッズ比 $= \dfrac{(0.600/(1-0.600))}{(0.419/(1-0.419))} = 2.081$

オッズ比の95％信頼区間 = 1.070, 4.046（1を含まないので差がある）

➡喫煙者は非喫煙者に比べて冠動脈疾患発症確率が有意に高い．

(12−3) 介入研究の場合

　予測因子を介入（治療）と置き換えれば，リスク差や相対危険度は臨床試験における治療効果を示す指標としても用いることができます．このような研究ではリスク差は絶対リスク減少率（absolute risk reduction, ARR）と呼ばれます．**表6.1**（→ p.68）において，予測因子のある群を対照群，予測因子のない群を治療群，アウトカムが起こった方（発症）を無効，起こらなかった方（非発症）を有効と置換えます．

ARRの逆数はこの治療法が何人に1人に対して効果があるかを示す指標として治療必要数（number needed to treat, NNT）と呼ばれています．この値が小さいほどよい治療法であるといえます．

データの入力例

独立変数が2値変数（対照薬／試験薬），従属変数が2値変数（有効／無効）

No.	独立変数：x （群分けの因子） 薬剤の種類	従属変数：y 効果の有／無
1	対照薬	無効
2	対照薬	有効
3	試験薬	有効
4	試験薬	有効
5	対照薬	無効
…	…	…

検定結果の出力例

	対照薬	試験薬	合　計
無　効	42	31	73
有　効	28	43	71
合　計	70	74	144

出現度数のクロステーブル

無効率[注]，対照薬：$p_1 = 42 / 70 = 0.600$，試験薬：$p_2 = 31 / 74 = 0.419$

ARR = 0.600 − 0.419 = 0.181

ARRの95％信頼区間 = 0.018，0.345（0を含まないので差がある）

⇨試験薬は対照薬に比べて有効率が約18％高い．

NNT = 1 ／（0.600 − 0.419）= 5.52

⇨試験薬を用いて，5.5人を治療すると1人に効果がみられる．

脚注：リスクという用語を用いているため，p_1，p_2は無効率を表す．

E. 生存分析の手法

(13) カプラン・マイヤー生存曲線による生存分析

カプラン・マイヤー生存曲線（Kaplan-Meier's survival curve）による検定では，各対象の生存期間（あるいは再発までの期間，発病までの期間など）をデータとして扱うので，途中で追跡ができなくなった例も，研究終了時の生存例と同じとみなし，打ち切り例（censored data）として解析に加えることができます．各群の例数は異なってもかまいません．2つ以上の生存曲線全体を比較したい場合には，ログランク検定（log rank analysis）を用いて，「すべての群の生存曲線が同一である」という帰無仮説を検定します（参考文献9）．

データの入力例

No.	治療法	生存期間（月）	打ち切り例
1	A	49	非打ち切り
2	B	56	打ち切り
3	B	45	非打ち切り
4	A	19	非打ち切り
5	B	26	非打ち切り
…	…	…	…

データの出力例

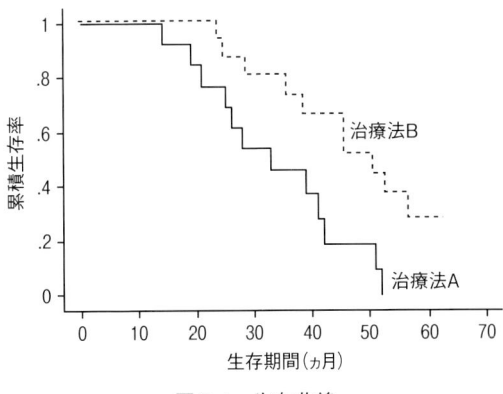

図6.4　生存曲線

ログランク検定：$\chi^2 = 7.209$, $P = 0.007$
✝治療法 A 群と B 群の生存期間に差がある．

F. 検査法の有用性を評価する手法

（14）感度と特異度の算出

出現頻度（人数）をマクニマーの検定（→ p.94）と同様のクロステーブルの形で表します．EXCEL などにより感度（sensitivity）や特異度（specificity）などの検査の有用性の指標を算出します[注]．

データの入力例

個体 No.	検　査　法	
	確立した基準（G）	新しい基準（T）
1	陰性	陽性
2	陰性	陽性
3	陽性	陽性
4	陰性	陰性
5	陽性	陽性
…	…	…

検定結果の出力例

出現度数のクロステーブル

		新しい基準（T）		合計
		陽性	陰性	
確立した基準（G）	陽性	45	3	48
	陰性	19	257	276
合　　計		64	260	324

感度 = 45 / 48 = 0.938（93.8％）

特異度 = 257 / 276 = 0.931（93.1％）

陽性予測値 = 45 / 64 = 0.703（70.3％）

陰性予測値 = 257 / 260 = 0.988（98.8％）

陽性尤度比 = 0.938 / (1 − 0.931) = 13.6

陰性尤度比 = (1 − 0.938) / 0.931 = 0.07

脚注：自動的にこれらの値が出力される Excel のアドインソフトも市販されている．

+感度,特異度,陽性予測値,陰性予測値がいずれも1に近く,陽性尤度比13.6であり,陰性尤度比が極めて低いので,この検査法は有用性がある.

(15) ROCによるカットオフ値の算出

受信者操作特性曲線(ROC)を描く機能のある統計ソフト(SPSS,Prismなど)を用いて曲線下面積を求めます.値が1に近いほど病態識別能が高く,0.5では識別能力は全くないことになります.カットオフ値に対応した感度と特異度を求めることができるソフト(Prismなど)もあります.

データの入力例

No.	対象者	総コレステロール (mg/dl)
1	患者	294
2	対照	190
3	患者	251
4	対照	167
5	対照	225
…	…	…

検定結果の出力例

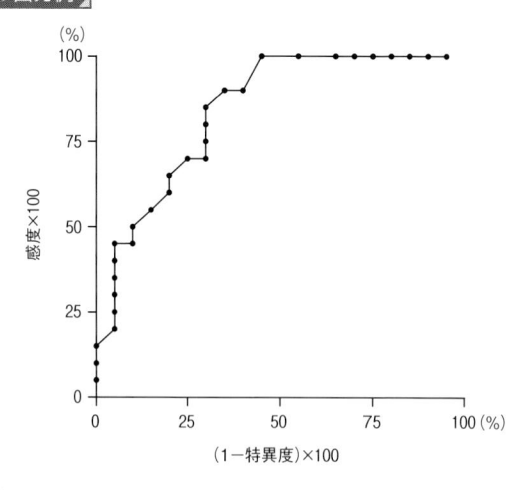

曲線下面積:0.841

カットオフ値（mg/dl）	感度（%）	特異度（%）
230	65	80
240	75	70
250	90	60
260	100	30
…	…	…

✣曲線下面積が比較的大きいので，総コレステロール値により患者を識別できると考えられる．感度と特異度が共に高くなるカットオフ値を選ぶのが望ましい．

6.3. 多変量解析—交絡因子の調整

6.3.1. 臨床研究でよく用いられる多変量解析法

予測因子とアウトカムの両方に影響を与える可能性のある因子，交絡因子（confounding factor）を含んだデータの解析には，2つ以上の独立変数[注]を同時に扱うことができる多変量解析（multivariate analysis）を用いなければなりません．研究目的とする因子以外の変数を共変量（covariate）と呼びますが，独立変数のうち調整したい交絡因子を共変量として解析に組み入れます．それぞれの2変量解析に対応した多変量解析があります．なお2変量解析を用いると交絡因子を調整しない場合の結果が得られるので，両者を比較して，値が近ければ交絡因子の影響は少ないと考えられます．

	多変量解析法	交絡因子	対応する2変量解析法	解析例参照ページ
A	共分散分析	連続量	1元配置分散分析	→ p.106
B	重回帰分析	連続量，順序カテゴリ変数，2値変数	線形回帰	→ p.107
C	マンテル・ヘンツェルの検定	順序カテゴリ変数，2値変数	χ^2 検定	→ p.108
D	多重ロジスティック回帰	連続量，順序カテゴリ変数，2値変数	（単純）ロジスティック回帰	→ p.109
E	コックス比例ハザード回帰	連続量，順序カテゴリ変数，2値変数	カプラン・マイヤー生存曲線による生存分析	→ p.111

脚注：多変量解析には交絡因子の調整以外の目的で用いられる手法もあり，「多変量」の定義は必ずしも一致していない．多変量分散分析（MANOVA）などの，従属変数が2つ以上ある場合に用いる手法を指す場合もある．

◆多変量解析のためのデータのとり方と結果の解釈

　いずれの多変量解析法も考え方や解析手順は2変量解析に比べてかなり複雑です．実際のデータ解析に際しては各解析法の項に記した参考文献，および統計ソフト（SPSS，JMPなど）のマニュアルを参照してください[注]．本節では，前節と同様，データの入出力の形式のみを示します．

脚注：対応する2変量解析法ができる統計ソフトであれば，通常，多変量解析も含まれている．重回帰分析はEXCELの分析ツールにも含まれている．

A. 共分散分析（analysis of covariance）

　分散分析と回帰分析を組み合わせた解析方法です．交絡因子を共変量として分散分析を行い，共変量（取り除きたい因子）と従属因子との回帰関係と，独立因子（研究目的とする因子）による従属因子に対する影響とを分離します（参考文献2）．

〔例〕漁村のS地区と，都市部のT地区の住民の総コレステロールの平均値を比較したいが2つの地区間で年齢の偏りがある場合．
　　　まず，地区（独立変数）と年齢（共変量）の交互作用を含めたモデルで分散分析を行う．交互作用がある場合は共分散分析による交絡因子の調整はできない．
　　　交互作用がなければ，次に，交互作用を含まないモデルで分散分析を行う．

データの入力例

　独立変数が2値変数（S地区／T地区），共変量が連続量（年齢），従属変数が連続量（総コレステロール：正規分布）

No.	独立変数：x_1 地区	共変量：x_2 年齢（歳）	従属変数：y 総コレステロール（mg／dl）
1	T	53	294
2	S	34	152
3	S	78	251
4	T	25	167
5	T	41	284
…	…	…	…

検定結果の出力例

　交互作用を含むモデル：地区＊年齢，F＝1.462，P＝0.237
　　　　　　　（分散分析表として出力）
↳交互作用はないので共分散分析により交絡因子の調整が可能．
　交互作用を含まないモデル：地区，F＝8.346，P＝0.007
　　　　　　　（分散分析表として出力）
↳2つの地区の年齢を調整した総コレステロールの平均値に差がある．

B. 重回帰分析 (multiple regression)

独立変数, x_1, x_2, ……から従属変数, yを, $y = b_0 + b_1x_1 + b_2x_2 + \cdots\cdots$ にあてはめて予測します. それぞれの回帰係数, b_1, b_2, ……の検定を行い, 研究目的とする独立変数が, 他のすべての独立変数（共変量）の影響を取り除いた時, 従属変数との間に直線関係があるか否かを調べます（参考文献2）.

〔例〕1ヵ月間さまざまな量の魚油を摂取した対象の総コレステロール値を比較したいが, 対象の年齢がコレステロール値に影響している場合.

回帰式, $y = b_0 + b_1x_1 + b_2x_2$ における回帰係数の検定を行う. 魚油の摂取量, x_1 の回帰係数 b_1 が有意なら, 年齢を調整した後, x_1 は y と直線的な関係があるといえる.

データの入力例

独立変数が連続量（魚油の摂取量），共変量が連続量（年齢），従属変数が連続量（総コレステロール：正規分布）

No.	独立変数：x_1 魚油の摂取量（g／day）	共変量：x_2 年齢（歳）	従属変数：y 総コレステロール（mg／dl）
1	0	53	294
2	0.4	34	190
3	0	78	251
4	0.8	25	167
5	1.6	58	239
…	…	…	…

検定結果の出力例

	回帰係数	t	P	95％信頼区間 下限	上限
魚油の摂取量	− 16.37	2.086	0.021	− 29.98	− 2.75
年齢	0.90	− 2.535	0.052	− 0.01	1.82

✚魚油の摂取量の回帰係数が有意であることから，魚油の摂取量と年齢を調整した総コレステロールとの間に直線的な関係がある．

C. マンテル・ヘンツェルの検定 (Mantel-Haenszel test)

カテゴリデータに対して用いられる χ^2 検定において交絡因子の影響を取り除くために,その因子で階層化して,交絡因子を調整した相対危険度(またはオッズ比)を推定する方法です(参考文献 2).

〔例〕試験薬と対照薬の効果の検定したいが,男女で効果が異なる場合.

男女別に有効率を求める 2×2 クロステーブルから,男女比を反映した調整オッズ比(または調整相対危険度)とその信頼区間を求める.区間推定の方法は調整しないオッズ比の場合と同じ(→ p.97).

データの入力例

独立変数が2値変数(対照薬/試験薬),層変数が2値変数(男/女),従属変数が2値変数(効果の有/無)

No.	独立変数:x	層変数	従属変数:y
	薬剤	性別	効果
1	対照薬	男	有効
2	試験薬	女	無効
3	試験薬	男	無効
4	対照薬	男	有効
5	試験薬	女	有効
…	…	…	…

検定結果の出力例

	Mantel-Haenszel χ^2	P	共通オッズ比の推定値	95%信頼区間	
				下限	上限
薬剤	4.696	0.03	9.000	1.515	53.462

⇨ 性別を調整した時のオッズ比が 9.000.試験薬の方が対照薬より有効率が有意に高い.

D. 多重ロジスティック回帰 (multiple logistic regression)

　ロジスティック回帰 (→ p.78) は，一般には多重ロジスティック回帰として，ある事象，y が起こる確率を，複数の独立変数の傾きの係数，b_1, b_2……から，それぞれの独立変数が1単位増加した時のオッズ比として求めます．交絡因子と思われる変数を独立変数（共変量）の1つとすればその変数の影響を除くことができます（参考文献 3）．

〔例〕ベースライン時の総コレステロール値から冠動脈疾患の発症確率を推定したいが，喫煙者か非喫煙者かによって発症確率が異なる場合．

　　2つの独立変数，x_1, x_2 をもつ多重ロジスティック回帰モデルで，総コレステロールおよび喫煙の回帰係数，b_1, b_2 求める．さらに，回帰係数から，それぞれの独立変数が1単位増加した時のオッズ比を求める．総コレステロールのオッズ比とその信頼区間から，喫煙の影響を調整した後の冠動脈疾患の発症確率を推定することができる．

データの入力例

独立変数が連続量（総コレステロール），共変量が2値変数（喫煙/非喫煙），従属変数が2値変数（冠動脈疾患の有/無）

No.	独立変数：x_1 ベースライン時の総コレステロール（mg/dl）	共変量：x_2 喫煙の有/無	従属変数：y 冠動脈疾患の有/無
1	294	有	有
2	190	無	無
3	251	有	無
4	273	無	無
5	211	無	有
…	…	…	…

【検定結果の出力例】

	モデルの傾きの係数	χ^2	P	Exp（傾きの係数）	95%信頼区間	
					下限	上限
総コレステロール	0.063	4.286	0.038	1.065	1.003	1.131
喫煙の有／無	4.355	4.177	0.041	77.84	1.195	5071.546

✥総コレステロールが，ある値から 1 mg/dl 増加した時，喫煙の影響を調整後のオッズ比が1.065であり，総コレステロール値の増加は冠動脈疾患の発症確率を有意に増加させる．

E. コックス比例ハザード回帰（Cox's proportional hazard regression）

　生存分析において交絡因子を調整する必要がある場合に用います．研究目的とする危険因子を独立変数として，ある事象，y が起こる確率を，ハザード比（hazard ratio）[注]の対数として予測します．交絡因子と思われる変数を解析に加えればその変数の影響を除いた調整ハザード比を求めることができます．区間推定の方法はオッズ比の場合と同じ（☞ p.79）．カプラン・マイヤー生存曲線と同様，途中で追跡できなくなった打ち切り例も解析に加えることができます（参考文献 3）．

〔例〕A，B，2つの治療法による生存率を比較したいが，男女で効果が異なる場合
　　　性別を共変量として比例ハザードモデルに含め，それぞれの独立変数の回帰係数，b_1，b_2 から治療法の調整ハザード比とその信頼区間を求める．

データの入力例

No.	独立変数：x_1 治療法	共変量：x_2 性別	生存期間（月）	打ち切り例
1	A	男	21	非打ち切り
2	B	女	56	打ち切り
3	B	男	59	打ち切り
4	A	女	19	非打ち切り
5	B	男	25	非打ち切り
…	…	…	…	…

検定結果の出力例

	回帰係数	χ^2	P	Exp（回帰係数）	95%信頼区間 下限	95%信頼区間 上限
治療法（A）	1.222	6.461	0.011	3.396	1.323	8.716
性別（女性）	0.522	1.364	0.243	1.685	0.702	4.048

✚性別を調整した時の治療法 A の治療法 B に対するハザード比が 3.396．
　治療法 A と B との間で生存期間に有意差がある．

脚注：ハザードとは生存曲線の微分値，すなわち瞬間死亡率を指す．生存時間に影響を与えると考えられる危険因子を持たない群のハザード関数を $h_0(t)$，持つ群の関数を $h(t)$ とすると，ハザード比，$h(t)/h_0(t)$ がどの時点をとっても常に一定であるという仮定で解析を行う．

6.3.2. 多変量解析の使用例

論文⑰

Multiple regression analysis in 73 women with the indicated variables obtained in the survey in 1999 as independent variables and plasma glucose concentration in 2004 as the dependent variables

	Coefficient	SE	Standard coefficient	P
Intercept	3.77	1.30	3.77	0.0051
Waist circumference	0.01	0.02	0.09	0.542
HOMA-IR	0.01	0.02	0.09	0.542
Leptin	0.01	0.03	0.06	0.714
Triacylgylerol	−0.07	0.22	−0.04	0.761
Systolic blood pressure	−0.02	0.01	−0.32	0.0086
Palmitoleic acid (16:1n-7)	0.47	0.09	0.56	<0.001

(Am J Clin Nutr 2006, 84: 1009)

　ベースライン時（1999年）の身体計測値や血清脂質濃度などを独立因子として重回帰分析（→p.107）を行い、5年後（2004年）の血糖値の予測因子を調べた前向きコホート研究．調整した回帰係数（coefficient），回帰係数の標準誤差（SE），標準回帰係数（standard coefficient），および回帰係数に対するP値が示されている．標準回帰係数は変数の測定単位と関係なくその大きさを比較できるので，それぞれの変数が5年後の血糖値への寄与度が推定できる．

論文⑱

Crude and adjusted associations between statin use and the risk of colorectal cancer in the unmatched study population

Variable	Patients	Controls	Total No.	Unadjusted odds ratio (95% CI)	Adjusted odds ratio (95% CI)
	No. of subjects (%)				
Statin use				0.50 (0.40-0.63)	0.57 (0.44-0.73)
Yes	120 (6.1)	234 (11.6)	354		
No	1833 (93.8)	1781 (88.4)	3614		

(N Engl J Med 2005, 352: 2184)

6.3. 多変量解析—交絡因子の調整

　スタチン（コレステロール合成抑制薬）の大腸がん抑制作用を調べたケース・コントロール研究．比率の区間推定（→ p. 95）により求めた調整しないオッズ比（unadjusted odds ratio）と，多重ロジスティック回帰（→ p. 109）により年齢，性別，他の薬剤服用の有無などの交絡因子を調整したオッズ比（adjusted odds ratio）を併記し，両者がほぼ一致していることを示している．

論文⑲

Estimated RRs of myocardial infarction during 6 years of follow-up according to quintile of baseline adiponectin levels (n=798)

	Quintile					P value for trend
	1	2	3	4	5	
Prasma adiponectin level, mg/l, median (range)	7.9 (2.4-10.5)	12.6 (10.6-14.5)	16.5 (14.6-18.5)	21.1 (18.6-24.8)	29.2 (24.9-56.1)	
Cases, No.	78	56	51	49	32	
Controls No.	106	106	107	106	107	
RR (95% CI)	1.0	0.70 (0.45-1.08)	0.63 (0.40-0.99)	0.61 (0.39-0.96)	0.39 (0.23-0.64)	<0.001
…	…	…	…	…	…	…

(JAMA 2004, 291; 1730)

　アディポネクチン濃度（コホート研究のベースライン時に採取された血液を用いて測定）を予測因子，心筋梗塞の発症/非発症をアウトカムとするコホート内ケース・コントロール研究．多重ロジスティック回帰分析（→ p. 109）を用いて，年齢や喫煙の有無などの交絡因子を調整したオッズ比（ケース・コントロール研究ではオッズ比と相対危険度（RR）は同等に扱われる）を求めている．

　アディポネクチン濃度により5区分に分け，もっともアディポネクチン濃度の低い群（1群）に対する相対危険度を求めている．2～5群ではいずれもRRが1以下であることからアディポネクチン濃度が高い方が心筋梗塞のリスクが低いことがわかる．さらにアディポネクチン濃度と心筋梗塞のリスク低下の間に用量依存性があることを確かめている（P value for trend ＜ 0.001）．このモデル以外に，調整する因子の数をふやした2つのモデルについても検定し，ほぼ同様の結果を得ている．

Aさんの統計解析

　Aさんの研究では，独立変数が魚の摂取量をもとにして6つに分けた順序カテゴリ変数，従属変数である血清脂質濃度が連続量，交絡因子と考えられるのが年齢（連続量）や性別（2値変数）ですから重回帰分析が適用できます．ただし，重回帰分析は線形回帰分析と同様，それぞれの独立変数と従属変数の直線関係を求めるものですから，魚の摂取量と血清脂質濃度の間に直線以外の関係があっても検定することはできません．

　未だ探索段階にある研究なので，多変量解析を行わず，男女に分けたり，いくつかの年齢層で区切って，魚の摂取量で分けたカテゴリ間で血清脂質濃度の分散分析や多重比較を行うというサブグループ解析もよく用いられます．対象が少ない時には，1つのカテゴリの標本数が小さすぎて検出力が低下してしまいます．また，「40～49歳の男性では魚の摂取量が多いほど総コレステロール値が低い傾向があるが，他のグループでは有意差はない」というように，ある特定の層に限った結論になって解釈が難しいという事態も生じるので，あまりグループを細かく分けないほうがよいでしょう．

第6章のまとめ

　研究をデザインする段階で研究目的に合った統計手法を選び，手法に合ったデータのとり方をしなければならない．いくつかの群に分けて解析を行う場合，まず，1変量解析により，年齢や性別，罹病歴，重症度などのベースライン特性が群間で偏っていないかチェックし，偏りがなければ基本的な2変量解析で変数間の関係を調べることができるが，人間を対象とした医学研究，特に観察研究においては，ほとんどの場合，交絡因子の存在が問題になるため，その影響を除くことができる多変量解析を用いる必要がある．

7 研究デザインを見直す

投稿論文がリジェクトされる理由

　論文を投稿して落ち着かない数週間を過ごした後，ようやく届いたエディターからの手紙を開く胃の痛くなるような瞬間．"Unfortunately we are not able to accept……"質の高い雑誌であればあるほどすんなりとは通してもらえません．リジェクトされないまでも，ほとんど回答不可能な質問が並んでいたり，手間のかかる追加実験やデータ収集を要求されて泣く泣くリバイスを諦め数段ランクが落ちる雑誌に乗り換えなければならなくなった経験を持つ研究者は少なくありません．

　British Medical Journal（BMJ）誌のEducation and debateのページに連載されたHow to read a paperの著者，Greenhalgh Tがあげている「投稿論文がリジェクトされる理由（Why were papers rejected for publication）」（参考文献 4）は以下のようなものです（番号は原文にはない）．

1）科学的に重要な問題が述べられていない．
2）オリジナルな研究ではない（誰かが既に同じあるいは類似の研究をしている）．
3）実際には著者の仮説を検定していない．
4）他のタイプの研究をすべきであった．
5）現実的な困難（例えば被験者を募集する場合など）のため著者らが妥協して元の研究計画通りに実施しなかった．
6）標本数が小さすぎる．
7）対照がない，あるいは不十分である．

8) 統計解析が不正確，あるいは不適当である．
9) データに合わないような結論が導かれている．
10) 重大な利害関係の対立がある（著者の1人，あるいは資金提供者がその論文の公表により経済的に利益を得ているかもしれず，バイアスを防ぐための保護が不十分になっている）．
11) 論文の書き方があまりにひどくて理解不能である．

デザインの段階で統計学的知識が必要

　投稿雑誌の査読者から質問やコメントが届いた後で，著者が統計解析法に関する相談を受けた研究の中には，研究デザインに問題があるために適切な解析法を用いることができなかったと思われるものがいくつかありました．研究仮説の検証のためにはどのように対象を選び，どのように群分けし，どんなデータの集め方をすればよいのかをよく考えずにスタートしてしまい，論文にまとめる段階になって始めて統計学のテキストやソフトのマニュアルを開くという研究者が多いようです．研究デザインについての認識が欠けているために，査読者との議論がかみ合わずリバイスするたびにさらに事態を悪化させ疲れ果ててしまったという経験をお持ちの方もおられるのではないでしょうか．

　また，前章で紹介した統計解析法の中には，医学論文を読んでいるとごく日常的に目にするにもかかわらず，初歩的な統計学のテキストには載っていない高度な解析手法も含まれています．既に論文として形を成したものであれば解析結果を理解できる研究者でも，その手法を自分の研究に用いるのはそれほど簡単ではないため，とりあえず自分が知っている解析手法で結果を出してしまったというケースもあるかもしれません．

　本章では，統計解析における問題の対処法や，解析を行う上で問題のある研究デザインを，少し見方を変えて，研究目的に合った統計手法が使えるようにデザインし直す方法を考えます．

7.1. サンプル数不足

　統計解析に関する指摘の中で最も対処しにくいのがサンプル数の不足です．第5章

で述べたように,パイロットスタディの段階で統計手法を選択し,おおまかに必要なサンプル数を算出しておくというのが原則ですが,それでも予期せぬサンプル数不足が起こり得ます.どこにも有意差が見出せないまま論文としてまとめるのはなかなか難しいことです.

記述的研究として論文にするには

どうしても十分なサンプル数が確保できない場合は,統計解析で検証できること以外に何かセールスポイントはないか探して見ましょう.サンプル数が少ないのは滅多に出会わない貴重な症例や珍しい現象を扱っているからかもしれません.独創的な方法が用いられていたり,一刻も早く報告することで医学の進歩に貢献できる重要な知見を含んでいるのであれば,症例報告(→p.6)や症例集積研究(→p.6)など少数データをまとめた記述的研究として発表することができます.

研究仮説を作り出すために検証的研究に先立って行われ,通常は公表されることのない予備実験やパイロットスタディなどの探索的研究も,得られた知見の価値を十分にアピールすることができれば統計学的な検証が不十分であっても論文として認められることもあります.実験医学の創始者であるクロード・ベルナール(C. Bernard 1813 - 1878)は,「注意深く選び出された個別事例を十分研究すれば,それによって代表される集団についても多くを学ぶことができる」と言っています.医学研究には平均値や有意差が必要不可欠というわけではありません.

ネガティブデータを論文にするには

ネガティブデータの場合はポジティブデータ以上に慎重に考察を行い,今後の研究の発展につながるデータであることをアピールする必要があります.ある程度のサンプル数があるにもかかわらず有意差が出ない場合には信頼区間を求めてみましょう.既に述べたように,検定結果をP値で表す統計的仮説検定と,信頼区間を求める区間推定は同等ですが(→p.68),前者は有意差があるかないかという二者択一の解釈を行うのに対して,後者は信頼区間の「広さ」と「位置」という2つの情報を持つので多面的な解釈が可能になります.

群間で差を求めた時,信頼区間が広く,上限か下限が0(相対危険度やオッズ比の場合は1)に近い(a)のような場合は,信頼区間をもっと狭くして,「あるはずの

(a)広い信頼区間　　　　　(b)狭い信頼区間

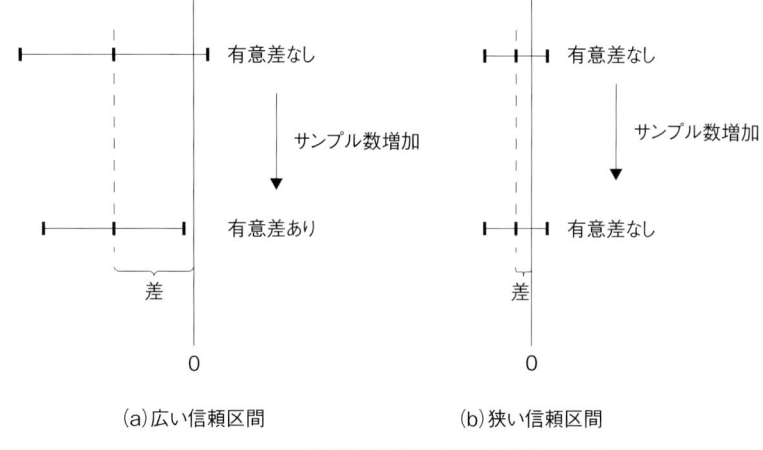

図 **7.1**　サンプル数と信頼区間，有意差の関係

差」を検出できるようにしなけばなりませんが，人間を対象とする研究でばらつきを小さくするのは難しいので，サンプル数を増やす必要があります．一方，信頼区間が狭く，真ん中あたりに0（相対危険度やオッズ比の場合は1）を含む（b）のような場合は，サンプル数を増やしてもこれ以上信頼区間を狭くすることはできませんから，実際にはあるかもしれない「わずかな差」が医学的に見て意味のある差なのか，あるいは本当に「差がない」のかといったことが検討の対象になります（図 **7.1**）．

「差がない」ということを積極的に示したい場合には，通常の有意差検定ではなく，7.5　同等性の検定（→ p.123）を行う必要があります．

研究計画の変更が可能な段階なら

　研究の計画段階，あるいはスタート後まもなくサンプル数不足が顕在化し，デザイン変更を余儀なくされたのであれば，今一度，選択基準や除外基準が適切かどうかを確認しましょう．一般的には，対象の選択基準や除外基準を厳しくし，対象をできるだけ均一にしてデータを取れば統計解析のパワーが強まりますが，多くの条件をつける程サンプル数が減ることになります．除外基準の中には研究目的から考えて不必要なものや交絡因子として調整が可能なものがあるかもしれません．

　介入研究では，パラレルデザインをクロスオーバーデザイン（→ p.30）に変えたり，

多群間比較のデザインでは群数を減らして各群に割り当てるサンプル数を増やしたり，すべての群間の差を検出するのではなく，例えば対照群との差だけを検出するなどの対処も考えられます．クロスオーバーデザインなど同一個体からとられたデータは対応のあるデータとして扱い，それに適した統計手法（→ p.67）を用いれば，個体差に由来するデータのばらつきがなくなるため，対応のないデザインより少ないサンプル数で有意差を検出することができます．

7.2. 2群間比較の落とし穴

　何らかの因子を持つか持たないかで2群に分け，アウトカムを比較するデザインは基本的でわかりやすいのですが，常に交絡因子の存在が問題になる観察研究では，2群間比較は見かけほど単純なデザインではありません．大規模なランダム化比較試験（RCT）以外では，初歩的な教科書に載っている t 検定や χ^2 乗検定といった2変量検定だけで事足りるという臨床研究はあまり多くはありません．

アウトカムで群分けする誤り

　因果関係を調べる研究デザインにおける群分けは，アウトカムの発生／非発生ではなく，介入や予測因子の有無によって行わなければなりません．介入研究や前向き研究ではアウトカムが手に入るのは一定の追跡期間の後であり，原因と結果の違いは明瞭ですが，既に予測因子とアウトカムの両方が存在している横断的研究や後向き研究では，両者を混同してしまうことがあります．

　ケース・コントロール研究において，ケース群とコントロール群の間で，すなわちアウトカムの発生／非発生によって分けた2群間で予測因子の量や頻度を比較するという誤りが時々見受けられます．ただし，ベースライン特性を記述する時には，ケース群とコントロール群に分けて，交絡因子となりそうな変数の群間比較を行います（→ p.61，論文⑮）．これは多重ロジスティック回帰などの多変量解析を行う際に，どの変数を共変量としての組み込むべきかを決めるための予備的な比較であり，最終的には予測因子の有無や程度で分けた群間でアウトカムの発生確率を比較します（→ p.113，論文⑲）．

恣意的な群分け

　群分けの基準が恣意的に決められてしまうことが多いことにも注意が必要です．6章では単純化した数値例を示しましたが，観察研究の場合，予測因子の有無という単純な2群間でアウトカムの発生確率を比較できる例はそれほど多くありません．例えば，喫煙者 vs 非喫煙者の2群に分ける場合，過去の喫煙者をどう扱うかにより群分けが変わり，導かれる結論も変わってしまうことがあります．食品や薬物の摂取量に関しても同様です．観察研究において因果関係を主張したい場合には，摂取量や摂取年数などによりいくつかのカテゴリに分けて用量反応関係を示す方がよいでしょう（→ p.10 論文④，→ p.113 論文⑲）．

7.3. データの属性の見直し

　データの属性を正しく判断したり，別の見方ができないか再検討してみることも研究デザインや統計手法を選択する上で重要です．

勘違いしやすい比率データ

　臨床検査データの中にはヘマトクリットやヘモグロビン A_{1c} など，パーセント（％）で表示されるものがあり，通常の測定単位で表されたデータと同様連続量として扱われるので，特定の疾患の発症率やそれによる死亡率なども同じ扱いができるかのような錯覚をしてしまうことがあります．個々の標本に注目すると，検査値（連続量）は標本毎にどのような値でも取り得ますが，発症/非発症，生存/死亡など（2値変数）は2つの値のどちらか一方しか取りません．発症率や死亡率は個々の標本における値ではなく，全標本において一方のカテゴリ（発症者や死亡者）が占める割合です．

　1つの数量（分子）を他の数量（分母）で割って得られた値であるという意味で両者とも比（ratio）で表されていますが，2値変数の場合は，例えば，全標本における発症した標本の割合（proportion），あるいは率（rate）と呼んで区別した方がよさそうです．しかし，これらの用語はあまり厳密には用いられていません．

比率の比

　2値変数を比率データとして扱い，群間で比較する場合，さらに，2つの群の「比

率の比」をとって，相対危険度やオッズ比の形で区間推定を行い，因果関係の強さを調べるのが一般的です（→ p.68）．比率を比較する時には，分母となる「全体数」を常に意識しておく必要があります．

　対象が母集団からランダム抽出されているコホート研究では，母集団の大きさを知ることができますから，例えば，喫煙者と非喫煙者の冠動脈疾患の発症率を比較した研究において，相対危険度，$p_1 / p_2 = 2$ の場合，喫煙者の方が発症リスクが2倍高いといったストレートな結論の仕方ができます．

　一方，ケース・コントロール研究では母集団（全体数）をつかむことのできません．そのためオッズ比で表しますが，オッズ比は相対危険度よりも大きめに（オッズ比が1以下の場合は小さめに）出るので結果を過大評価する可能性があります〔例えば，（12−1）コホート研究の場合（→ p.95）と（12−2）ケース・コントロール研究の場合（→ p.96）を比較〕．また，対象の選び方（マッチングの有無など）によってオッズ比は簡単に変わってしまうので，解析法の選択や解析結果の解釈には注意が必要です（参考文献3）．

時間データの扱い

　刺激に対する反応時間を分や秒の単位で測定するものから，生存期間を年単位で測定するものまで，測定データとしての時間の扱いは研究内容によってさまざまです．連続量データとしてt検定や分散分析などのパラメトリック検定法を用いることもありますが，時間データは正規分布には従わないことが多いので何らかのデータ変換が必要な場合もあります．

　一定の期間中のアウトカム（疾患発症や死亡など）の発生頻度で表されたデータは，介入の時点やリスクファクターに暴露された時点からアウトカムが発生するまでの時間に変換することができれば，カプラン・マイヤー生存曲線（→ p.99）や，Cox比例ハザード回帰（→ p.111）による生存分析を行うことができます．生存期間だけでなく，観察期間中1度だけ生じる事象（event）であれば何でも，それが起こるまでの時間として扱うことができます．発生頻度（離散量）として扱うよりも，時間（連続量）のデータに変換することで情報量が増え，検出力が高まる可能性があります．

7.4. ベースライン値の個人差の扱い

何らかの介入の結果が連続量，または順序カテゴリ変数で表されている場合，すべての対象のベースライン値がそろっていれば直接アウトカムの比較ができます．例えば，高脂血症治療薬の臨床試験において，同程度の高コレステロール患者を対象とすれば，研究終了時のコレステロール値の比較による効果の判定が可能ですが，このような単純なデザインにすることはほとんど不可能です．多くの場合，ベースライン値の個人差の扱いが問題になります．

変化量の比較

よく用いられるのは研究期間の最初と最後の測定値の差，つまり変化量（Δ）を比較するデザインです．以下のようなデータの取り方をし，対応のないデータのための検定法を用いて群間でΔを比較します．ベースライン値の違いが介入の効果に影響する（例えば，コレステロール値が高い患者ほど治療薬の効果が大きい）場合には，Δをさらにベースライン値で割って変化率（Δ%）を比較することもあります．

この例の場合は，交絡因子の調整の必要なく，Δ，あるいはΔ%が正規分布に従うと仮定できれば，対応のない t 検定（→ p.83）により 2 群間でΔ，あるいはΔ%を比較します．3 群以上の比較の場合も同様に，1 元配置分散分析（→ p.87）や多重比較法により検定します．

表 **7.1** 変化量の比較の例

個体 No.	群	検　査　値			
		ベースライン時	研究終了時	Δ	Δ%
1	対照	231	255	24	10.4
2	対照	258	231	－27	－10.5
3	対照	284	263	－21	－7.4
…	…	…	…	…	…
11	介入	276	266	－10	－3.6
12	介入	242	190	－52	－21.5
13	介入	278	221	－57	－20.5
…	…	…	…	…	…

（個体 No はサンプル数により適宜）

7.5. 同等性の検定

　群間で「差がない」，つまり，「同等である」ことを示すのが研究目的である場合，単純に，「有意差なし」という検定結果をその論拠としている例が時々見られますが統計学的には誤りです．サンプル数が少ないと有意差が出にくいということは誰しも経験していることですが，「有意差がない」＝「同等である」という結論の仕方に疑問を感じないのは何故でしょうか．

　通常の統計学的仮説検定では，「差がない」という帰無仮説を立て，帰無仮説が棄却できる時には「差がある」という対立仮説を採用します．しかし，棄却できない場合の結論は「差がない」ではなくて，「差があるのかないのか，どちらとも言えない」です．つまり，サンプル数が少ない場合，有意差が出ないと非常に情報量の乏しい結論しか得られないのです．

　「差がない」ということを積極的に言いたい場合は同等性試験（equivalence test）を行う必要があります．例えば，介入研究で対照群と試験群の総コレステロール値を比較するとき，通常の仮説検定では，両群の総コレステロール値の平均値の差（d）がない，d = 0，という帰無仮説を検定しますが，同等性試験では，まず，臨床的には大して重要ではない（同等とみなしてもよい）と考えられる程度の差（例えば5 mg/dl）を設定し，d = 5，という帰無仮説を片側検定します．帰無仮説が棄却されれば両群間には「5 mg/dl 以下の差がある」という結論を得ることができます．この方法で検定を行うと，実際の差が0に近いほど，また，サンプル数が多いほど帰無仮説を棄却しやすくなります．統計ソフトでt検定などを行う場合，dの値は通常は0に設定されているので，上述の例では，この値を5に変えて検定します（参考文献7）．

7.6. 多重性の問題

　3つ以上のカテゴリに群分けされたデザインで，特定の群と群の組み合わせを作って2群間の検定を行う場合，検定を何回も繰り返しているうちに真の差がないにもかかわらず偶然有意差が出てしまう可能性があることはよく知られており，それを避けるためにさまざまな多重比較法が用いられています．多群間の比較以外に，複数の変数が測定されている場合や，経時的に同一個体から複数回データがとられている場合

(7.8. 経時的変化の扱い→p.125),1つのデータ組に対して2種類以上の統計手法で検定が行われる場合など,検定が何回も繰り返されるさまざまな状況で多重性が問題になります.探索的研究では,試行錯誤しながら検定を繰り返さざるを得ないのでこれらすべてが問題視されるわけではありませんが,検証的研究ではかなり厳密な対処が求められます.

ベースライン特性の統計解析は不要?

6.1.2. ベースライン特性の記述例 (→p.60) に見られるように,いくつかの群に分けてベースライン特性が記述され,群間で比較が行われている場合がありますが,有意差が出るか出ないかはサンプル数に依存するため,ランダム化された大規模な研究では対象のわずかな偏りが有意差として検出されます.逆に,対象のランダム性が崩れやすい小規模の研究においては,各群のサンプル数が小さいために有意差が出にくくなります.このような矛盾があることに加え,複数の変数の群間比較のくり返しによる多重性の問題が生じるのを避けるために,「ベースライン特性の統計学的な比較は行わず,ベースライン特性の偏りが以後の解析に与える影響については個別に検討し解釈を加える」という方針が打ち出されている雑誌もあります.

7.7. 用量反応関係はトレンド検定で

用量反応関係を調べるには群の数を多くしなければなりませんが,用量反応曲線が描けるほど多くの用量カテゴリがあるデザインで,各用量群の間で多重比較を行い,有意差を示すアステリスクがずらっと並んだグラフを時々見かけます.このような場合は群ごとの比較ではなく,系全体としての傾向,トレンドの検定を行うべきです.

さまざまなトレンド検定法

動物を用いた実験研究では,反応が連続量で測定されていれば用量を独立変数,反応を従属変数として,両者の関係を何らかの関数で表して回帰分析を行います.非線形回帰 (→p.77) ができるソフトを用いれば,もっとも適合度のよい回帰式に当てはめて回帰のパラメータ (薬物の50%有効量など) を求めることができます.

人間を対象とした研究では,サンプル数の制限から3〜5程度の用量群のデザイン

になることが多く，非線形回帰に持ち込むのが難しいためやむをえず多重比較が行われるのですが，用量依存的に反応が強まるなどの単調な関係であれば線形回帰（→ p. 76）による解析が可能です．交絡因子があるときは重回帰分析（→ p. 107）を行います．反応が2値変数，あるいは順序カテゴリ変数で測定されている場合は多重ロジスティック回帰（→ p. 109）や傾向性の χ^2 検定（→ p. 81）を用いてトレンド検定ができます．

観察研究の場合も，食物成分や薬物などの摂取量が予測因子となっている場合，数段階のカテゴリに分け，カテゴリごとの代表値（例えば中央値）を用量と考えれば，介入研究のデザインと見なしてアウトカムの大きさや発生確率のトレンドを調べることができます（→ p. 113 論文⑲）．

7.8. 経時的変化の扱い

医学研究では，同一個体から経時的に複数回の測定行うというのはごくありふれたデータ取得法ですが，多数の独立していない（互いに関連のある）データを解析しなければならないため扱いが難しいデザインです．他の分野ではあまり使われないデザインなので，専門家の間でもさまざまな意見があり定石的な解析法がないのが現状です．

系全体として解析する場合は反復測定分散分析（→ p. 89）を用いますが，同一個体からの対応のあるデータを，群内で，時点間の比較したい場合には，データが独立していることを条件としている多重比較法などを利用することができません．専用の解析法（対比など）が含まれている統計ソフト（SPSSなど）が必要です（参考文献 11）．

対照群を含め，複数の群を設けて群間比較を行う場合，測定時点ごとに群間比較（輪切り検定）を繰り返しがちですが，多重性の問題が生じるためあまり推奨されません．どこかの時点で有意差があるから2群間に差があると考えるのではなく，測定系全体としての傾向をとらえるべきです．反復測定分散分析を行い，群全体として有意差（処置と時間の交互作用）があれば，最大の反応が起こるまでの時間（T_{max}）や，曲線下面積（AUC，ベースライン値からの時間的変動パターンの面積）を群間で比較するなどの方法（図 **7.2**）があります（参考文献2）．

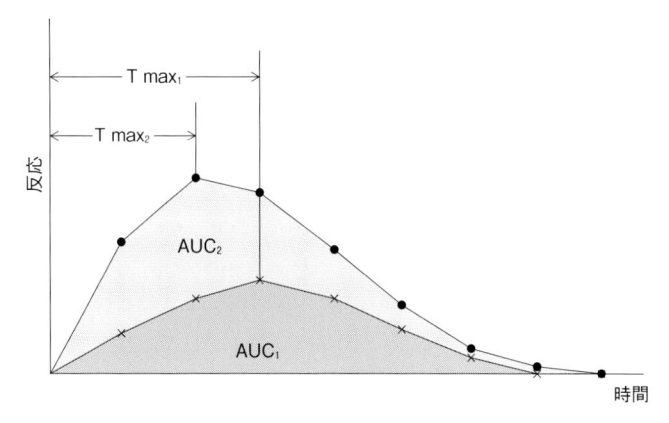

図 7.2　T max と AUC

第 7 章のまとめ

　研究デザインに問題がある場合，論文を投稿した後では対処が難しい．サンプル数不足，群分けの仕方やデータの属性の誤り，ベースライン値の個人差の扱い，同等性の検定法，多重性の問題，用量反応関係におけるトレンド検定法，経時的変化の扱い方などが査読者からよく指摘されるので，研究をスタートする前に統計学的な観点からこれらの問題を考えておく必要がある．

参 考 文 献

1. 辻　新六，有馬昌宏：アンケート調査の方法，朝倉書店，東京，1987
2. 丹後俊郎：新版 医学への統計学，古川俊之 監修，朝倉書店，東京，1993
3. 丹後俊郎，山岡和枝，高木晴良：ロジスティック回帰分析，朝倉書店，東京，1996
4. Greenhalgh T：How to read a paper: getting your bearings (deciding what the paper is about). BMJ 315：243-246, 1997
5. Motulsky H：数学いらずの医科統計学，津崎 晃一 監訳，メディカル・サイエンス・インターナショナル，東京，1997
6. 永田　靖，吉田道弘：統計的多重比較法の基礎，サイエンティスト社，東京，1997
7. 奥田千恵子：医薬研究者のためのケース別統計手法の学び方，金芳堂，京都，1999
8. Gardner MJ, Altman DG：信頼性の統計学，舟喜光一，折笠秀樹 訳，サイエンティスト社，東京，2001
9. 奥田千恵子：医薬研究者の視点からみた道具としての統計学，金芳堂，京都，2001
10. Stephen BH, et al：医学的研究のデザイン，第2版，木原雅子，木原正博 訳，メディカル・サイエンス・インターナショナル，東京，2004
11. 奥田千恵子：医薬研究者のための統計ソフトの選び方，第2版，金芳堂，京都，2005
12. 奥田千恵子：医薬研究者のための評価スケールによるデータ収集と統計処理，金芳堂，京都，2007

参考ウェッブサイト

臨床試験のための統計学的原則：http://www.pmda.go.jp
The CONSORT statement：http://www.consort-statement.org
動脈硬化性疾患予防ガイドライン要約：http://jas.umin.ac.jp

和　文　索　引

【あ】

アウトカム ……………………………… 11
洗い出し期間 …………………………… 30
α 過誤率 ………………………………… 51
イェーツの補正 ………………………… 93
1 元配置分散分析 ……………………… 86
1 変量解析 ……………………………… 59
一般集団サンプル ……………………… 23
一般線形モデル ………………………… 66
因果関係 …………………………… 11, 65
陰性尤度比 ………………………… 71, 101
陰性予測値 ………………………… 71, 101
ウィリアムズ法 ………………………… 87
ウィルコクソンの符号付き順位検定
　……………………………………… 67, 86
後向き研究 ……………………………… 12
後向きコホート研究 …………………… 14
打ち切り例 ……………………………… 99
エンドポイント ………………………… 11
横断的研究 ……………………………… 11
応答変数 ………………………………… 65
オッズ …………………………………… 78
オッズ比 …………………………… 67, 78

【か】

回帰係数 ………………………………… 65
回帰直線 ………………………………… 65
回帰分析 ………………………………… 65
回帰モデル ……………………………… 65
χ^2 検定 ………………………………… 67, 93
介入研究 …………………………… 16, 97
外部対照 ………………………………… 8
外部妥当性 ……………………………… 22
拡張マンテル法 ………………………… 81
箇条書き形式 …………………………… 47
カットオフ ……………………………… 71
カテゴリデータ ………………………… 38
カプラン・マイヤー生存曲線 …… 69, 99
間隔尺度 ………………………………… 38
観察研究 ………………………………… 16
感度 ………………………………… 70, 101
関連性 ……………………………… 11, 63
記述的研究 ……………………………… 6
記述統計 ………………………………… 59
基礎統計量 ……………………………… 36
帰無仮説 ………………………………… 51
偽薬 ……………………………………… 29
共分散分析 ………………………… 104, 106
共変量 …………………………………… 104
区間推定 ………………………………… 67
クラスカル・ウォリスの検定 …… 67, 92
クロスオーバーデザイン ……… 30, 85, 89
クロステーブル ……………………… 68, 93

傾向性の χ^2 検定	66, 81
経時的変化	125
ケース・コントロール研究	13, 96
検出力	51
検証的研究	6
ケンドールの順位相関係数	74
交互作用	88
合成変数	39
交絡因子	60, 104
ゴールドスタンダード	70
コクラン・アーミテージ法	81
コックス比例ハザード回帰	104, 111
コホート	14
コホート研究	95
コホート内ケース・コントロール研究	14

【さ】

最小化	29
散布図	63
サンプル数	50, 59, 116
時期効果	30
自己対照研究	30, 84
実験研究	16
質問票	41
四分位範囲	59
重回帰分析	104, 107
集合調査	42
従属変数	65
縦断的研究	12

集落抽出	24
主作用	88
受信者操作特性曲線	71, 102
主要変数	39
順位統計量	63
順序カテゴリ変数	38
順序尺度	38
準ランダム抽出	24
症例集積研究	6
症例報告	6
除外基準	22
信頼区間	67
水準	86
数値データ	38
スコアリング	42
スピアマンの順位相関係数	74
正規分布	37
生存分析	99
絶対リスク減少率	97
説明変数	65
線形回帰	65, 76
線型と線型による連関	66
選択基準	22
選択バイアス	13, 46
層化抽出	24
相関係数	63, 74
相関分析	63
想起バイアス	13
相対危険度	67
層別ランダム化	29

索　引

層変数……………………………………108

【た】

第1種過誤率……………………………51
対応のあるt検定…………………67, 83
対応のないt検定…………………67, 83
対照………………………………………8
対数正規分布……………………………37
対数線形モデル…………………………66
第2種過誤率……………………………51
対比………………………………………89
代理変数…………………………………39
多項ロジスティック回帰………………66
多重性……………………………87, 123
多重比較…………………………………87
多重ロジスティック回帰…………104, 109
ダネット法………………………………87
多変量解析……………………………104
多変量分散分析………………………104
ダミー変数………………………………80
探索的研究………………………………6
単純ランダム化…………………………29
単純ランダム抽出………………………24
単盲検化試験……………………………29
置換ブロック……………………………29
中央値……………………………………59
調整したオッズ比……………………113
調整しないオッズ比…………………113
治療必要数………………………………98
データ探索機能…………………………39

適合度……………………………………65
電話調査…………………………………42
統計的仮説検定…………………………68
同等性試験……………………………123
特異度……………………………71, 101
独立性のχ^2検定………………………93
独立変数…………………………65, 104
度数………………………………………59
トレンド検定…………………………124

【な】

内部対照…………………………………9
内部妥当性………………………………22
2×2要因デザイン……………………88
2元配置分散分析…………………86, 88
2項ロジスティック回帰………………66
二重盲検化試験…………………………29
2値変数…………………………………38
2変量解析………………………………63
ノンパラメトリック検定法……………63
ノンパラメトリックな相関………64, 74
ノンパラメトリックな多重比較………92

【は】

背景因子…………………………………59
配票調査…………………………………42
パイロットスタディ……………………45
ハザード比……………………………111
パラメトリック検定法…………………63
パラレルデザイン………………………30

反復測定分散分析……………67, 89
比………………………………120
ピアソンの相関………………64, 74
比尺度……………………………38
ヒストグラム……………………36
非線形回帰……………………66, 77
非盲検化試験……………………29
標準誤差…………………………59
標本………………………………21
比率の区間推定…………………69
フィッシャーの直接確率法……67, 93
副次変数…………………………39
プラセボ…………………………29
フリードマンの検定…………67, 92
ブロックランダム化……………29
分散分析………………………67, 86
分析的研究………………………9
平均値……………………………59
ベースライン値………………122
ベースライン特性………………59
β過誤率……………………51
報告バイアス……………………13
母集団……………………………21

【ま】

前向き研究………………………15
前向きコホート研究……………15
マクニマーの検定……………67, 94
マスク化…………………………28
マッチング………………………28

マン・ホイットニーの検定……67, 86
マンテル・ヘンツェルの検定…104, 108
名義尺度…………………………38
面接調査…………………………42
面接バイアス……………………13
盲検化……………………………28
目的変数…………………………65
持ち越し効果……………………30

【や】

有意水準…………………………51
郵送調査…………………………42
要因デザイン……………………31
陽性尤度比……………………71, 101
陽性予測値……………………71, 101
用量反応関係………………65, 77, 124
予測因子…………………………11
予測変数…………………………65

【ら】

乱数………………………………46
ランダム化比較試験……………30
ランダム抽出…………………23, 46
ランダム割り付け………………28
離散量……………………………38
リスク差…………………………67
率………………………………120
歴史的対照………………………8
連続量……………………………38
ログランク検定…………………99

ロジスティック回帰……………66, 78
ロジスティック回帰モデル……………78

【わ】

割合………………………………59, 120

欧 文 索 引

【A】

absolute risk reduction ················97
adjusted odds ratio ·····················113
α error ··51
analysis of covariance ··············106
analysis of variance ····················86
analytical study ····························9
ARR ··97
association ··································11

【B】

background factors ····················59
baseline characteristics ·············59
β error ···51
binary variable ····························38
bivariate analysis ·······················63
blinding ·······································28
block randomization ·················29

【C】

carry-over effect ························30
case report ··································6
case series study ························6
case-control study ····················13
categorical data ·························38
cause-and-effect relationship ···11

censored data ····························99
χ^2 test ·······································93
χ^2 test for independence ·········93
χ^2 test for trend ·······················81
cluster sampling ························24
Cochran-Armitage test ·············81
cohort ···14
composite variable ····················39
confidence interval ····················67
confirmatory study ······················6
confounding factor ············60, 104
continuous variable ···················38
contrast ······································89
control ···8
correlation coefficient ·········63, 74
covariate ···································104
Cox's proportional hazard regression
 ···111
cross table ·························68, 93
crossover design ·······················30
cross-sectional study ················11
cutoff ··71

【D】

dependent variabl ·····················65
descriptive statistics ·················59
descriptive study ························6

discrete variable······38
dose response relationship······65
double-blinded trial······29
Dunnett's test······87

【E】

eligibility criteria······22
endpoint······11
equivalence test······123
exclusion criteria······22
experimental study······16
exploratory study······6
external control······8
external validity······22

【F】

factorial design······31
Fisher's exact test······93
fitting······65
frequency······59
Friedman test······92

【G】

general linear model······66
GLM······66
gold standard······70

【H】

hazard ratio······111
histogram······36

historical control······8

【I】

inclusion criteria······22
independent variable······65
intent-to-treat······32
interaction······88
internal control······9
internal validity······22
interquartile range······59
interval estimation······67
interval scale······38
intervention study······16
interviewer bias······13
ITT······32

【K】

Kaplan-Meier's survival curve······69
Kendall rank correlation coefficient······74
Kruskal-Wallis test······92

【L】

level······86
linear regression······65, 76
log rank analysis······99
logistic regression······78
logistic regression model······78
log-linear model······66
log-normal distribution······37
longitudinal study······12

【M】

main effect ··································88
Mann-Whitney test ·······················86
MANOVA ································104
Mantel-extension test ····················81
Mantel-Haenszel test ··················108
masking ···································28
matching ··································28
McNemar test ·····························94
mean ·······································59
median ····································59
minimization ······························29
multiple comparisons ····················87
multiple logistic regression ············109
multiple regression ·····················107
multiplicity ·······························87
multivariate analysis ··················104

【N】

negative likelihood ratio ·················71
negative predictive value ···············71
nested case-control study ···············14
NNT ·······································98
nominal scale ·····························38
non-linear regression ····················77
nonparametric correlation ···············74
nonparametric test ·······················63
normal distribution ······················37
number needed to treat ·················98

numerical data ··························38

【O】

observation study ·······················16
odds ······································78
odds ratio ·························67, 78
one way analysis of variance ··········86
open trial ·······························29
ordered categorical variable ··········38
ordinal scale ···························38
outcome ································11

【P】

paired t test ····························83
parallel design ·························30
parametric test ·························63
Pearson's correlation ··················74
per protocol ····························33
period effect ····························30
permuted blocks ·······················29
pilot study ·····························45
placebo ·································29
population ······························21
population-based sample ·············23
positive likelihood ratio ···············71
positive predictive value ·············71
power ··································51
predictor ·······························11
primary variable ······················39
proportion ·······················59, 120

prospective cohort study ············ 15
prospective study ·················· 15

【Q】

quasi-random sampling ·············· 24
questionnaire ······················ 41

【R】

random allocation ·················· 28
random number ····················· 46
random sampling ··················· 23
randomized controlled trial ········ 30
rate ····························· 120
ratio ···························· 120
ratio scale ······················· 38
RCT ······························ 30
recall bias ······················· 13
receiver operating characteristic curve
 ································· 71
regression coefficient ············· 65
regression line ··················· 65
relative risk ····················· 67
repeated-measures analysis of variance
 ································· 89
reporting bias ···················· 13
retrospective cohort study ········· 14
retrospective study ··············· 12
risk difference ··················· 67
ROC ························· 71, 102

【S】

sample ··························· 21
sample size ··················· 50, 59
scoring ·························· 42
SD ······························ 59
secondary variable ················ 39
selection bias ···················· 13
self-controlled study ············· 30
SEM ····························· 59
sensitivity ··················· 70, 101
simple random sampling ············ 24
simple randomization ·············· 29
single-blinded trial ··············· 29
Spearman rank correlation coefficient
 ································· 74
specificity ··················· 71, 101
standard deviation ················ 59
standard error of mean ············ 59
stratification sampling ············ 24
stratified randomization ·········· 29
structured format ················· 47
surrogate variable ················ 40

【T】

testing statistical hypothesis ········ 68
two way analysis of variance ········ 86
type Ⅰ error ····················· 51
type Ⅱ error ····················· 51

【U】

unadjusted odds ratio ·················113
univariate analysis ····················59
unpaired t test ························83

【W】

washout period ························30

【W】(cont.)

Wilcoxon's signed rank test ··········86
Williams' test ··························87

【Y】

Yates' correction ······················93

[著者略歴]
奥田　千恵子　医学博士
　　1972年　京都大学薬学部製薬化学科卒業
　　1986年　京都府立医科大学麻酔学教室講師
　　1993年　㈶ルイ・パストゥール医学研究センター
　　　　　　基礎研究部医療統計部門研究員
　　　　　　京都府立医科大学客員講師
[所属学会]
　日本薬理学会，学術評議員
　日本アルコール・薬物医学会評議員
[著　　書]
　医薬研究者のためのケース別統計手法の学び方，金芳堂，京都，1999
　医薬研究者の視点からみた道具としての統計学，金芳堂，京都，2001
　医薬研究者のための統計記述の英文表現（改2），金芳堂，京都，2004
　医薬研究者のための統計ソフトの選び方（改2），金芳堂，京都，2005
　医薬研究者のための評価スケールの使い方と統計処理，金芳堂，京都，2007

・ご意見・ご質問があれば以下のアドレスまでお寄せ下さい．
　　　okudac1101@zeus.eonet.ne.jp

Ⓒ　医薬研究者のための
　　研究デザインに合わせた統計手法の選び方

2009年5月10日　第1版第1刷発行　　　　　〈検印省略〉

　　　　　著　者　　奥　田　千恵子
　　　　　　　　　　OKUDA, Chieko
　　　　　発行者　　市　井　輝　和
　　　　　印　刷　　西濃印刷株式会社
　　　　　製　本　　株式会社兼文堂
　　　──　発　行　所　──
　　　　　　　〒606-8425
　　株式会社　京都市左京区鹿ヶ谷西寺ノ前町34番地
　　金芳堂　振替 01030-1-15605　電 075(751)1111(代)
　　　　　　http://www.kinpodo-pub.co.jp/

Ⓒ奥田千恵子，金芳堂，2009
　落丁・乱丁本は直接小社へお送りください．お取替え致します．
　　　　　　　　　　　　　　　　　　　Printed in Japan

ISBN978-4-7653-1376-6

JCLS 〈㈱日本著作出版権管理システム委託出版物〉
本書の無断複写は著作権法上での例外を除き禁じられています．複
写される場合は，そのつど事前に㈱日本著作出版権管理システム
（電話 03-3817-5670，FAX 03-3815-8199）の許諾を得てください．

●医薬研究者のための統計学シリーズ

医薬研究者のための
評価スケールの使い方と統計処理

著　奥田千恵子　ルイ・パストゥール医学研究センター

痛みや不安，生活能力といった一見つかみどころのない概念，癌末期のQOLや新薬による症状の軽減等，数値に表れないデータを統計処理が可能な数値に変換し，また，そのような評価スケールを計量心理学的に検定する手法・統計解析法を，医薬研究者の視点からわかりやすく解説した．

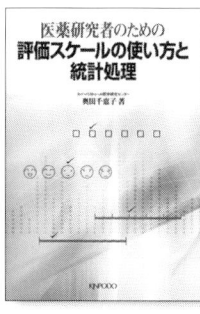

ISBN978-4-7653-1303-2
A5判・172頁　定価2,520円
（本体2,400円+税5%）

医薬研究者のための
統計記述の英文表現 改訂2版

著　奥田千恵子　ルイ・パストゥール医学研究センター

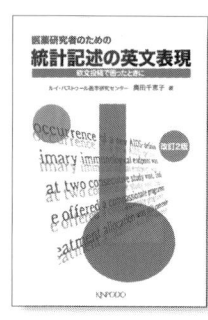

医薬分野の英文雑誌に投稿する論文準備中の研究者の方々のための参考書．統計解析関連表現の要点を，各種のガイドラインや論文を参考に，主要な雑誌の実例を用いて示した．改訂版では，使用頻度の高い手法の記述例を新たに加え，用語の邦訳を最新の表現に改め，さらに充実した．

ISBN4-7653-1120-1
A5判・200頁　定価3,150円
（本体3,000円+税5%）

医薬研究者のための
統計ソフトの選び方 改訂2版

著　奥田千恵子　ルイ・パストゥール医学研究センター

統計専用ソフトは個人で所有するには高額で，使いこなすにも時間がかかる．使ってみると，必要な解析手法が含まれていない，解析結果の見方がわからない等の問題が発生する．「Excelの次のソフト」を探している研究者のための選択の指針を，SAS, SPSS, StatViewなどと比較して示した．

A5判・150頁　定価2,520円（本体2,400円+税5%）　ISBN4-7653-1197-X

医薬研究者の視点からみた
道具としての統計学

著　奥田千恵子　ルイ・パストゥール医学研究センター

統計学の基本概念を，研究者の思考過程になじんだ言葉で解説し直し，統計学を道具として使いこなせるように導くユニークなガイドブック．統計手法を用いるための条件や結果の解釈に必要な計算手順を数値例を用いて解説，統計手法選択のポイントをまとめた．

A5判・227頁　定価3,150円（本体3,000円+税5%）　ISBN4-7653-1033-7

医薬研究者のための
ケース別統計手法の学び方

著　奥田千恵子　ルイ・パストゥール医学研究センター

医学および医薬品関連分野でデータを統計処理する時，ソフトの解説書でぴったりした例題を見つけるのは至難の業である．本書は医薬論文や医薬品認可の公文書作成の際の具体的な質問を12のケースに分類し，それらに答えるという形式で使用頻度の高い統計学の基礎知識が学べるように工夫されている．

A5判・146頁　定価1,890円（本体1,800円+税5%）　ISBN4-7653-0920-7

金芳堂 刊